Cäsar Schwieger

Bio-Energetik-Praxis

Bioenergetische Übungen
(nach Alexander Lowen)
Sufi-Gymnastik
Dynamische Meditation

Sensus-Fachbuchhandlung und Verlag
für humanistische Psychologie
Werner Flach KG

Für Jan, der mich zu
und Al, der mich in
meinen Körper führte.

Altkönigstraße 10, D-6000 Frankfurt/Main

Umschlagentwurf, Maeve Kafka
Produktion Greno GmbH, Obertshausen
Printed in Germany
ISBN 3-88263-001-9

ENTSTEHUNGSGESCHICHTE DIESES BUCHES

Vorwort eines Verlegers

Das vorliegende Buch wurde ursprünglich vom Autor in einer kleinen Auflage für Teilnehmer an seinen Bioenergetik-Trainings[1] gedruckt. Es sollte ihnen die Möglichkeit geben, die während einer solchen Veranstaltung mit ihrem Körper gemachten neuen Erfahrungen in ihr normales Leben zu integrieren. Dies aber ist ein Wachstumsprozeß, der wie alle organischen Vorgänge Zeit benötigt. Für diese Zeit sollte das Buch Leitfaden und Erinnerungshilfe sein.

Als ich das Buch zum ersten Mal in die Hand bekam, fiel mir sogleich ein, wie unbefriedigt ich teilweise nach der Lektüre des Buches von Alexander Lowen, Bioenergetik[2] gewesen war. Beim Lesen war ich zwar Lowens Weg zur Bioenergetik mitgegangen, hatte von seinem Energiekonzept, der Sprache des Körpers und der bioenergetischen Therapie erfahren, aber eben nur theoretisch beschreibend. Ich hatte neue Einsichten in Zusammenhänge zwischen Körper und Bewußtsein gewonnen, aber außer der Grundübung des »Erdens« bis mir die Knie zitterten, konnte ich diese Einsichten nicht praktisch in meine Körpererfahrung umsetzen. Und nun hatte ich ein Buch in der Hand, das für mich genau diese Lücke schloß.

So fiel für mich die Entscheidung, das Buch zu verlegen. Für einen Teil seiner Benutzer als Brücke von Theorie zu Praxis, für Teilnehmer an Bioenergetik-Trainings als Anleitung zuhause zur Vertiefung einer dort befristet gemachten Erfahrung.

Danken möchte ich an dieser Stelle der Graphikerin Maeve Kafka, die für den Umschlag »bioenergetisches Fingerspitzengefühl« entwickelt hat.

Werner Flach

[1] ZSG Zentrum für Sozial- und Gruppentherapie
Institut für angewandte humanistische Psychologie
Leitung: Nina Güntner und Cäsar Schwieger
Alte Dorfschule
2383 Esperstoft / Kreis Schleswig

[2] Alexander Lowen, Bioenergetik – Der Körper als Retter der Seele.
Scherz Verlag, Bern und München 1976.

INHALTSVERZEICHNIS

Einleitung	Seite	
Bogenposition	1	a, b, c, d
Bogenposition	2	e, f; kniend
Bogenposition	3	seitwärts
Bogenposition	3	Seitwärtsbogen zu zweit
Grounding	4	Groundingposition
Grounding	4	Gewichtsverlagerung
Grounding	5	Auf einem Bein
Grounding	5	breitbeinig
Grounding	6	mit gestrecktem Bein
Grounding	7	in der Hocke
Grounding	8	Imaginärer Stuhl
Grounding	8	An der Wand
Grounding	9	Elefant, I. II. III.
Auf dem Rücken	10	Brücke (klein)
Auf dem Rücken	10	Becken heben
Auf dem Rücken	10	Brücke (groß)
Auf dem Rücken	11	Rückenwiege
Auf dem Rücken	11	Kreuzlegung
Auf dem Rücken	12	Qualle
Auf dem Rücken	12	Kopfhang
Auf dem Rücken	13	Kerze
Auf dem Rücken	14	Gegen die Decke treten
Primal Atemposition	15	Reaching
Primal Atemposition	16	Reaching verbal
Auf dem Bauch	17	Bauchwiege
Aggressionsabfuhr	17	Schattenboxen
Aggressionsabfuhr	18	Schattenboxen Var.: I, II
Aggressionsabfuhr	19	Hau ab
Aggressionsabfuhr	20	Handtuchbeißen
Aggressionsabfuhr	21	Handtuchwürgen
Aggressionsabfuhr	22	Wegtreten
Aggressionsabfuhr	22	Tempestation
Aggressionsabfuhr	23	Tempestation II

Atemschemel	24	Grundstellung I, II
Atemschemel	25	Grundstellung III, IV
Atemschemel	26	Grundstellung V, VI
Atemschemel	26	Vorwärts
Atemschemel	27	seitwärts
Partnerübungen	27	Wer stützt wen?
Partnerübungen	28	über den Rücken atmen
Partnerübungen	29	Dehnen (an den Füßen)
Partnerübungen	29	Dehnen (an den Armen)
Partnerübungen	30	Dehnen (an den Armen)
Partnerübungen	30	Hilf mir
Partnerübungen	31	Wer hilft wem?
Partnerübungen	31	Rückenklopfen
In der Gruppe	32	Bogen im Kreis
In der Gruppe	32	Beckenschwung
In der Gruppe	33	Grimassenschneiden
In der Gruppe	34	Kampf der Geschlechter
Sufi-Gymnastik	35	
Dynamische Meditation	43	
Bauplan für Atemschemel	45	

EINLEITUNG

Weshalb dieses Buch?

Immer wieder wurde ich von Trainingsteilnehmern nach Trainings- oder Therapiesitzungen gebeten, Übungen anzugeben, die man als sog. „Hausaufgaben" für sich, d.h. ohne Anleitung durch den Trainer durchführen kann. Oder nach einem Workshop wurde ich gefragt, ob denn die mitgeschriebenen Abläufe richtig und korrekt wiedergegeben worden seien. Für beides war meistens nicht die rechte Zeit, weder in den Pausen noch hinterher, zumal das Mitschreiben von Übungen oder ganzen Trainingssequenzen den Betreffenden viel zu sehr mit dem Kopf beansprucht und ihm so kaum die Möglichkeit bleibt, sich voll und ganz in die Körperarbeit fallen zu lassen.

Warum Körperarbeit?

Die Arbeit mit dem eigenen Körper kann unter zwei Aspekten gesehen werden. Zum einen als eine Art sportlicher Ertüchtigung, die den Grundsätzen der vier F's gerecht wird, die sich der Deutsche Turnerbund auf seine Fahne geschrieben hat, nämlich Frisch, Fromm, Fröhlich, Frei. Zum anderen aber als eine Methode, die es möglich macht, psychische Blockaden und Verkrampfungen im Körper aufzuweichen oder zu durchbrechen.
Wenn wir davon ausgehen, daß das kleine Kind in seiner Ohnmacht auf Terror, Liebesentzug und andere traumatische Erlebnisse nur mit Abblocken der Gefühle reagieren kann und dieses durch Zusammenkrampfen bestimmter Muskelpartien und Verflachung oder Anhalten der Atmung bewerkstelligt, so bekommen Atemübungen und Körperarbeit eine völlig andere Dimension. Ziele der verschiedenen Übungen und Techniken ist es, den Charakterblock, wie Reich ihn nannte, gänzlich aufzubrechen bzw. langsam zum Schmelzen zu bringen.

Wofür Bioenergetik?

Diese blockierten Emotionen, angenehme wie unangenehme, bedrohliche wie freudige, die z.T. Jahrzehnte in unserem Körper eingefroren waren, sind es, die einen freien Fluß unserer Vitalenergien nicht zulassen und uns seelisch und körperlich verkrüppelt in eine Welt stellen, die selber verkrüppelt ist.
'Atmen, Fühlen und Bewegung' überschrieb A. Lowen einen Vortrag, in dem er für eine Wiedererweckung dieser drei lebenswichtigen Funktionen eintritt. Und genau das soll durch die bioenergetischen Übungen wieder erlernt und trainiert werden,

wobei wir unseren Körper als Ganzes verstehen müssen und nicht als Summe seiner Gliedmaßen und Innereien.
„Du hast keinen Körper, du bist Körper", sagt S. Keleman provozierend. Diesen Körper heißt es, zu einer fließenden unblockierten Einheit zu machen, welche fest auf einer soliden Basis steht. Viele von uns haben einfach nicht genug Boden unter den Füßen, d.h. sie stehen nicht fest genug mit beiden Beinen im Leben. Hier eine Veränderung herbeizuführen ist Ansatz einer weiteren Dimension von Übungen, die mit „Grounding" überschrieben sind.

Wie arbeiten?

In der Bioenergetik gibt es nur **ein** Wie: Frage deinen Körper, er wird dir die richrige Antwort geben. Versuche nie mit dem Gehirn den Rest deines Ichs zu vergewaltigen, d.h. zwinge dich zu nichts, ohne zu wissen warum. Andererseits versuche deine eigenen Grenzen zu erkennen und finde für dich heraus, warum du in die eine Übung einsteigst, während du eine andere zum „Kotzen" findest.
Laß es einfach geschehen, und erschrick nicht, wenn der Körper, dein Ich also, auf einmal anfängt, autonom zu reagieren. Was hinaus will, muß hinaus, ob es nun Weinen, Lachen oder Schreien ist. Bedenke, was jahrelang unter immer größer werdendem Druck aufgestaut worden ist, kann mit Vehemenz herausbrechen, wenn erst einmal das Tor geöffnet worden ist.
Solltest du die Möglichkeit haben, die Übungen nicht allein, sondern in einer Gruppe zu erleben, so besprecht euch hinterher und teilt die Gefühle miteinander. Versucht keine Interpretationen, das könnt ihr getrost den Fachleuten überlassen, die auch nur wenig Ahnung davon haben.

Wann üben?

Eigentlich immer und ein Leben lang. Allerdings hat sich herausgestellt, daß am Morgen auf nüchternen Magen der Körper am besten aufnahmefähig ist, und das Sprichwort „ein voller Bauch studiert nicht gern" auch oder gerade bei Körperarbeit seine Berechtigung findet. Für das tägliche Üben sollten 10 – 15 Minuten genug sein, wobei jeden Tag 5 Min. besser ist als einmal in der Woche eine Stunde. Doch gönnt euch hinterher eine längere Pause, um das Erlebte, Gefühlte und evtl. Gesehene noch einmal in der Phantasie an euch vorüberziehen zu lassen.

Bogenposition

Ziel: Grounding, Dehnung des gesamten Körpers, speziell des Beckens und des Brustkorbs.

Stehe, die Füße ca. 30 cm auseinander, mit den Zehen etwas nach innen gekehrt. Beuge leicht das Knie und bringe den Unterkörper (Becken und Bauch) langsam nach vorne, so daß eine Art Bogen entsteht. Schultern und Hacken sollten dabei eine senkrechte Linie bilden. Entspanne den Kopf und achte darauf, daß du deine Augen geöffnet hälst.
Die Arme können hierbei verschiedene Positionen einnehmen. Probiere ruhig und finde heraus, welche Armstellung dir die intensivsten Gefühle und Körperempfindungen bringt.

a) Stemme beim Bogen beide Fäuste rückwärts in die Taille und versuche, die Schulterenergie bis in die Fersen zu drücken.

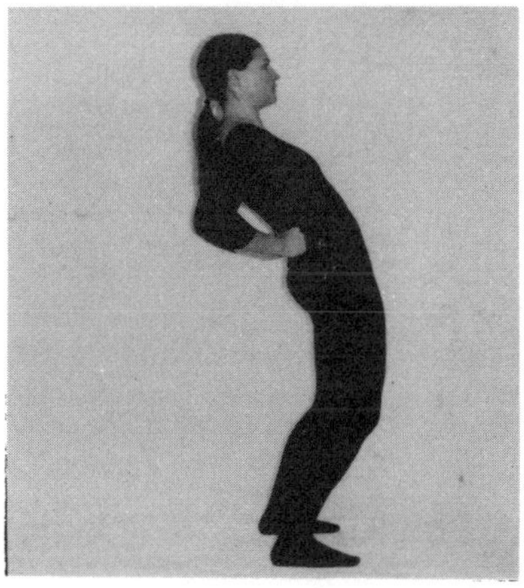

Bogenposition a

b) Bringe beide Fäuste so hoch wie möglich an deine Schulterblätter.
c) Strecke beide Arme seitwärts aus, als ob du gekreuzigt wärst. Experimentiere dabei mit deinen Händen. Drehe die Handflächen langsam von vorn nach hinten oder balle fest die Fäuste
d) Strecke die Arme und Hände so weit wie möglich in den Himmel und achte darauf, daß du mit der ganzen Fußsohle auf dem Boden bleibst.

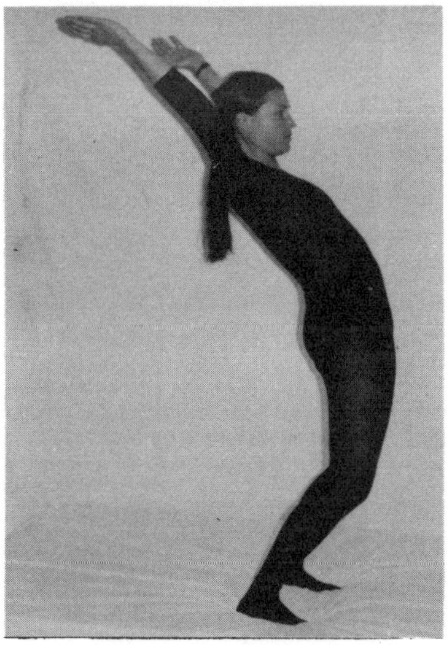

Bogenposition d

e) Laß die Arme einfach rückwärts nach hinten hängen.
f) Falte in Position „e" die Hände und versuche, beide Arme so weit wie möglich nach hinten wegzustrecken.

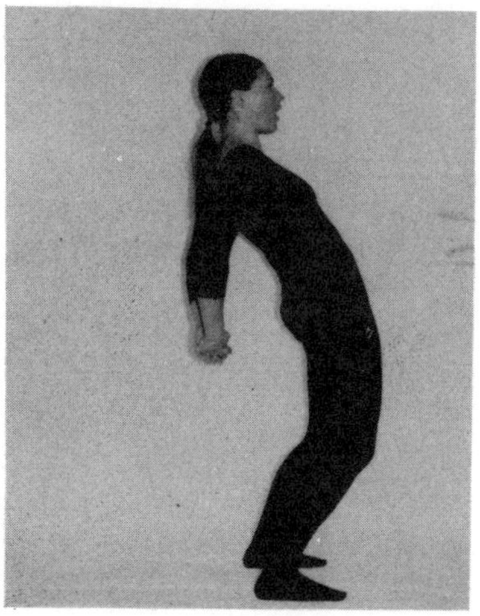

Bogenposition f

Speziell nach diesen Übungen empfiehlt es sich zum Ausgleich die Übung Nr. 7 (Elefant) oder Nr. (Rückenentspannung) durchzuführen.

Variation:

Knie dich auf den Boden, die Zehen weisen gestreckt nach hinten und der Oberkörper ist aufgerichtet. Bringe jetzt das Becken nach vorn und verfahre dann wie bei den Übungen „d", „e", und „f".

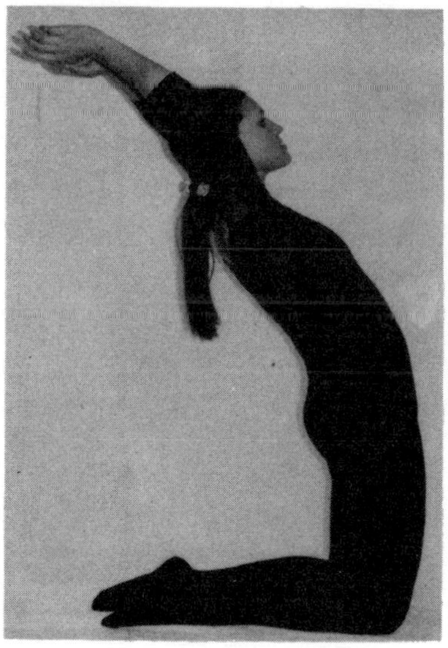

Bogenposition (kniend)

Bogen seitwärts

Ziel: Grounding, Beine, Zwerchfell, Schultern

Stehe leicht gegrätscht, die Füße parallel, und verlagere das Gewicht auf dein rechtes Bein. Beuge den Oberkörper leicht zurück und schiebe das Becken vor. Heb jetzt den linken Arm über deinen Kopf und federe nach rechts, wobei du in der rechten Hüfte einknickst. Versuche, auch wenn es schwer fällt, tief und langsam zu atmen.

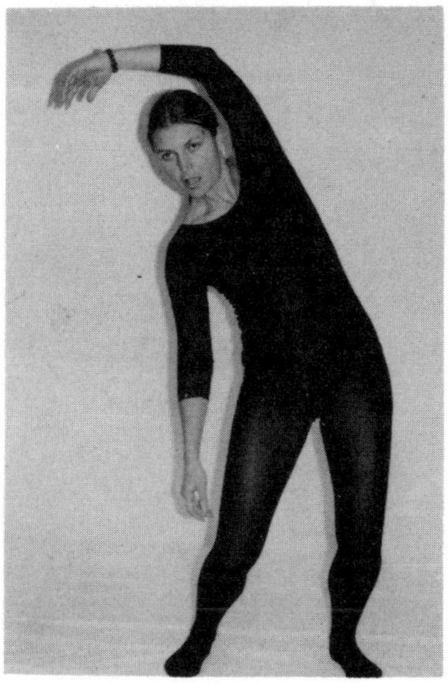

Bogen seitwärts

Variation, paarweise:

Seitwärtsbogen zu zweit

Ziel: Grounding, Beine, Zwerchfell, Schultern

Stell dich mit deinem Partner seitwärts in eine Linie. Grätscht nun beide die Beine ziemlich weit, und verlagert euer ganzes Gewicht so auf ein Bein, daß die jeweils nebeneinanderstehenden Beine belastet sind. Hebt jetzt beide den sich außen befindlichen Arm über euren Kopf, so daß sich die Hände fassen können. Federt jetzt mit dem Becken nach außen, und atmet tief und gleichmäßig durch.

Grounding Position

Ziel: Grounding, Vitalisierung der Beine (speziell der vorderen Oberschenkel), Schenkel und Knie

Stehe mit den Füßen ca. 30 cm auseinander und kehre die Zehen etwas nach innen. Halte den Oberkörper aufrecht und schiebe das Becken ein wenig nach vorn. Beuge langsam deine Knie tiefer und tiefer, bist du an einen Punkt kommst, an dem du das Becken wieder rückwärts bewegen müßtest. Verbleibe in dieser Stellung, bis es dir unangenehm wird. Halte den Kopf dabei leicht nach vorn geneigt und ohne Spannung, ebenso die Arme, die rechts und links locker hängen. Achte darauf, daß du deinen Rücken nicht beugst und dabei im Zwerchfell zusammenfällst.

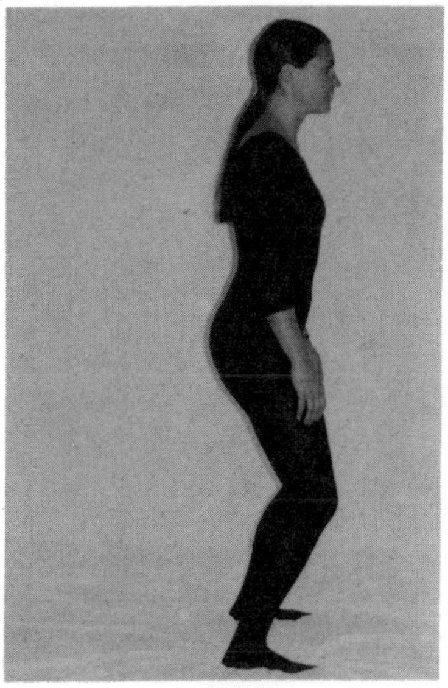

Grounding Position

Wichtig ist, daß die Hacken die ganze Zeit auf dem Boden bleiben und sich deine Beinstellung nicht verändert.

Variation I:

Versuche ruhig einmal, mit Gewichtsverlagerung zu experimentieren.
Bringe das ganze Gewicht

a) auf die Innenkanten der Füße
b) auf die Außenkanten der Füße
c) auf die Zehenspitzen
d) auf die Hacken

Variation II:
Stelle dich vor eine Matratze und halte die Position II solange durch, bis du nicht mehr kannst und vorwärts auf das Polster fällst.

Auf einem Bein

Ziel: Grounding, Beine, Becken

Stell dich breitbeinig hin, die Beine etwa 60 cm auseinander, und verlagere das ganze Gewicht auf das rechte Bein, wobei das Knie halb gebeugt ist. Verharre in dieser Stellung, bis die Schmerzen unerträglich werden. Wechsle dann auf das andere Bein und wiederhole diese Übung mehrmals.

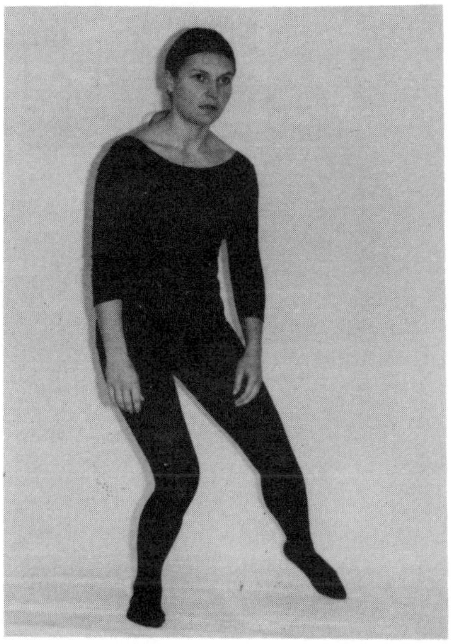

Grounding (auf einem Bein)

Variation I:
Spreize die Beine so weit wie möglich, wobei die Zehenspitzen nach außen weisen, und belaste den rechten Fuß mit deinem gesamten Gewicht. Strecke das linke Bein so weit es geht, und halte mit der Innenkante des Fußes nur das Gleichgewicht. Wechsle dann auf das andere Bein und wiederhole die Übung.

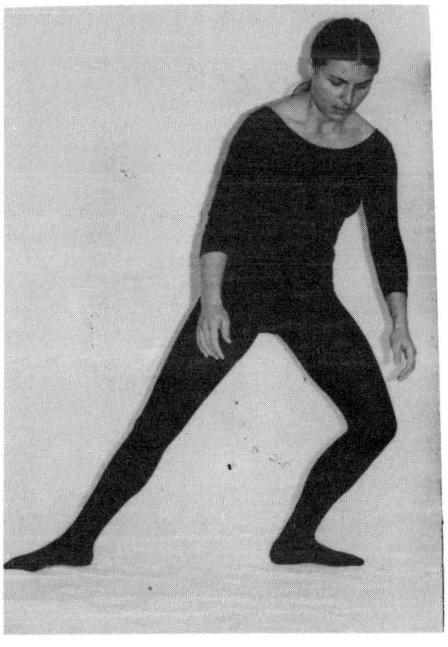

Grounding (breitbeinig)

Variation II:
Stelle dich so, als ob du einen großen Schritt machen wolltest, wobei das rechte Bein mit eingeknicktem Knie vor dem linken steht. Nun verlagere das ganze Gewicht auf den vorderen Fuß, wobei der andere nur stützt, aber nicht trägt. Sollte es mit der Balance schwierig werden, so breite beide Arme seitwärts aus. Wechsle das Standbein nach einiger Zeit.

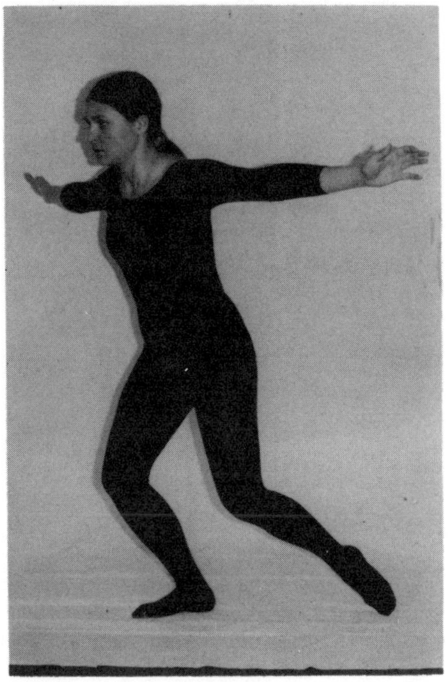

Grounding (mit gestrecktem Bein)

Variation III:
Stell dich vor eine Matratze und halte die Position so lange, bis du nicht mehr kannst und vornüber auf die Matratze fällst.

In der Hocke

Ziel: Grounding, Ober- und Unterschenkel, Schenkel und Knie

Gehe mit dem rechten Bein in die Hocke, wobei der linke Fuß, der sich ca. 40 cm hinter dem anderen befindet, nur das Gleichgewicht hält und nicht abstützt. Versuche jetzt, dich langsam durch Druck von oben nach unten aufzurichten. Ziehe dich nicht hoch, sondern versuche, dich durch Pressen vom Oberschenkel bis hinunter in die Fußsohlen hochzustemmen. Sollte dieses einfach sein, so hast du die falsche Technik verwendet.

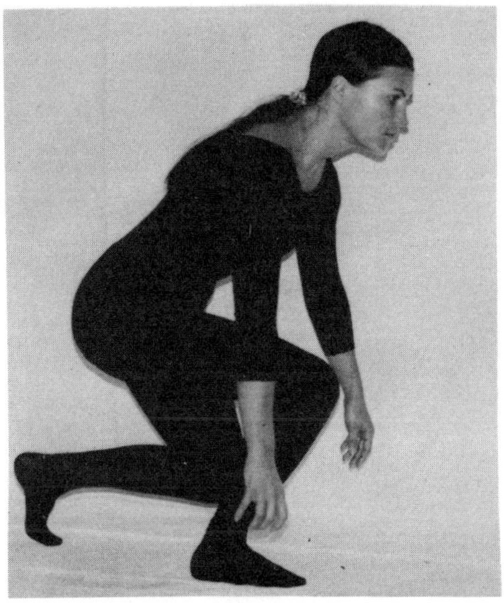

In der Hocke

Achte darauf, wo du dich bei dieser Übung verkrampfst, z.B. in den Händen, im Hals oder im Gesicht, und wann du deinen Atem anhältst: Wechsle zwei oder dreimal das Standbein.

Variation I:
Sitze auf einem Bein in der Hocke, wie oben beschrieben, und schaukele ganz langsam in den Fußgelenken nach vorn und nach hinten, wobei die gesamte Fußsohle immer auf dem Boden bleibt. Benutze, wenn du Schwierigkeiten mit der Balance hast, die Fingerspitzen zur Hilfe, aber stütze dich nicht ab. Richte dich nach ca. einer Minute langsam schaukelnd auf und wechsle das Standbein.

Variation II:
Sitze in der Hocke, beide Füße parallel, und verschränke deine Hände hinter dem Kopf. Laß den Kopf vornüber fallen und versuche unter Gegendruck im Nacken dich langsam aufzurichten.

Imaginärer Stuhl

Ziel: **Grounding, Becken und unterer Rücken**

Steh, die Füße parallel und ca. 30 cm auseinander. Beuge die Knie soweit, bis es aussieht, als ob du auf einem Stuhl sitzt. Streck dabei das Gesäß nach hinten und richte die Wirbelsäule auf, so daß sich dein Brustkorb nach vorne wölbt. Laß deinen Kopf leicht nach vorn fallen und die Arme hängen. Halte diese Position so lange es geht.

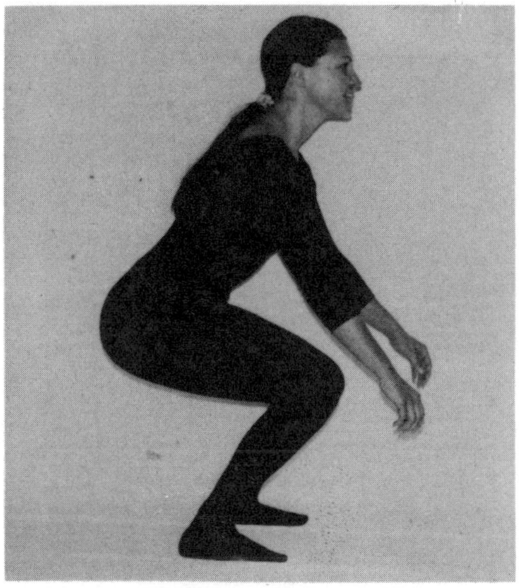

Imaginärer Stuhl

Variation I:
Paarweise, siehe S.27

Variation II:
Stell dich mit dem Rücken an eine glatte Wand und bewege die Füße ca. 50 cm von der Wand weg, wobei der Rücken angelehnt bleibt. Rutsche dann langsam die Wand hinunter, bis deine Oberschenkel parallel zum Boden stehen. Halte diese Position bis du auf den Boden fällst. Sag dabei:„ Ich gebe jetzt auf." Eine aufgerollte Decke oder ein kleines Kissen auf dem Fußboden können das Fallen auffangen.

Elefant

Ziel: Grounding, Intensivierung der Körperenergie, Entspannung des Gesamtorganismus

Stehe mit den Füßen ca. 30 cm auseinander, die Zehen leicht nach innen weisend. Beuge jetzt vom Hals ausgehend Wirbel für Wirbel den Oberkörper, bis die Fingerspitzen den Boden berühren, und verharre in dieser Stellung. Hierbei müssen die Knie leicht eingeknickt sein. Presse jetzt die Hacken in den Boden und versuche, dein Steißbein so hoch wie möglich zu bringen, bis du feine Vibrationen in Oberschenkel und Becken verspürst. Sollten sich die Knie doch durchdrücken, beuge dich mehr und lege deine Handflächen auf den Boden.

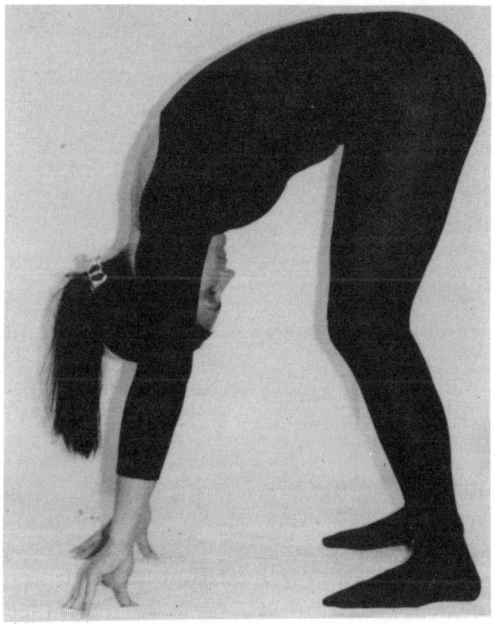

Elefant

Variation I:
Faß mit den Fingerspitzen deine großen Zehen und ziehe sie nach oben, während du die Hacken weiter in den Teppich presst.

Variation II:
Streck die Fingerspitzen so weit wie möglich nach vorne, wobei die Fingerspitzen und Hacken immer in Bodenberührung bleiben sollen.

Variation III:
Spreize deine Arme so weit wie möglich zur Seite und laß deine Fingerspitzen auf dem Boden.

Auf dem Rücken: Brücke (klein)

Ziel: Grounding und Beine

Lege dich auf deinen Rücken und ziehe die Beine an, so daß die Knie nach oben stehen. Hebe jetzt das Becken ca. 15 cm an und laß es wieder auf den Boden fallen. Atme ein beim Heben und wieder aus beim Fallenlassen. Steigere langsam das Tempo bis du nicht mehr kannst oder nicht mehr willst.

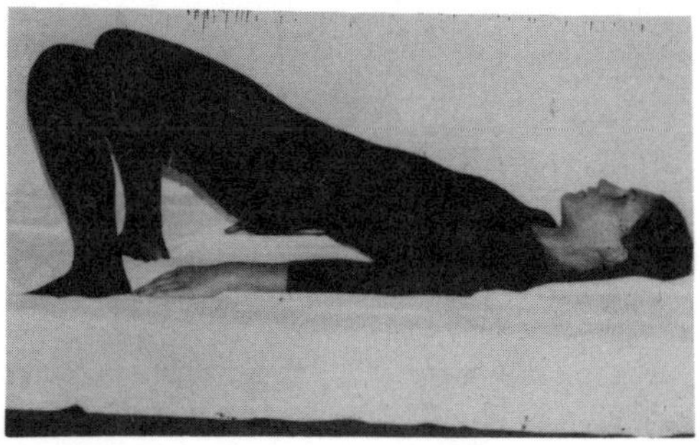

Brücke (klein)

Variation:
Liege auf dem Rücken. Die Beine bleiben gestreckt. Hebe jetzt den Hintern nur ca. 3 - 5 cm über den Boden und laß dich wieder fallen. Steigere auch hier das Tempo, wenn du willst.

Rückenlage: Brücke

Ziel: Grounding, Becken

Leg dich mit halb angezogenen Knien auf den Rücken, die Füße ca. 20 cm voneinander entfernt und parallel. Drücke jetzt alle Energie in deine Hacken und erlaube dem unteren Teil des Beckens sich leicht anzuheben. Die Arme liegen abgespreizt rechts und links vom Körper. Entspanne sie ebenso wie die Schultern und den Kopf, während du den Druck mit den Hacken verstärkst.

Variation:

Ziel: Becken, Dehnung des Brustkorbs, Grounding

Leg dich wie vorher auf den Rücken und drücke wiederum mit den Hacken in den Boden. Hebe nun den Unterkörper gänzlich an ohne die Beckenmuskulatur zu verspannen, bis du nur noch mit den Schultern und den Füßen den ganzen Körper stützt. Halte die Position so lange es geht, und vergiß nicht laut zu atmen.

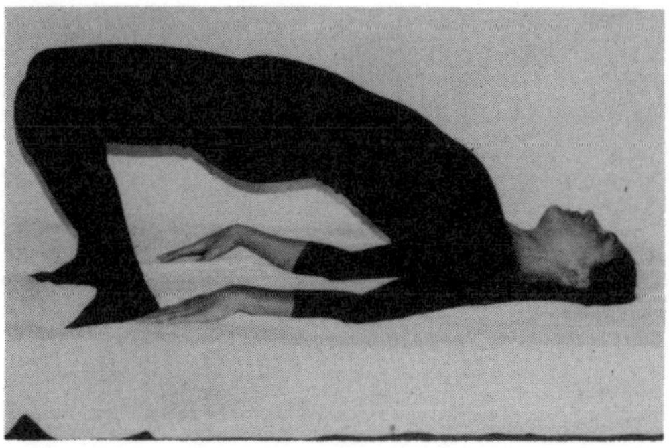

Brücke

Auf dem Rücken: Rückenwiege

Ziel: Nacken, Rücken und Beine

Leg dich ausgestreckt auf den Rücken, die Arme links und rechts neben deinem Körper. Hebe jetzt zugleich Kopf, Arme und Beine jeweils 10 cm über den Boden und verbleibe in dieser Stellung so lange du kannst. Achte darauf, welche Körperteile sich verspannen und was mit deiner Atmung geschieht.

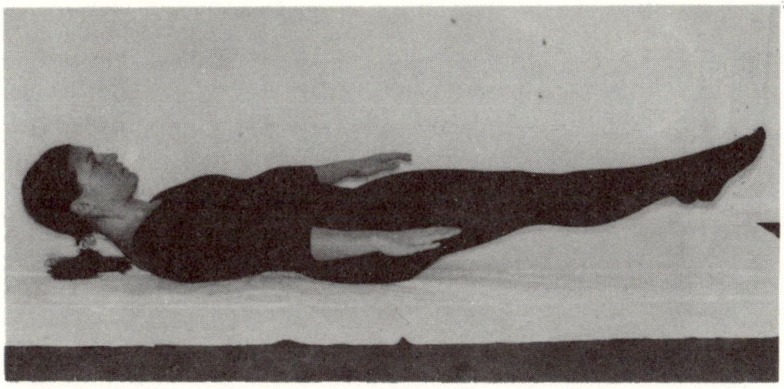

Rückenwiege

Variation:
Hebe in der oben beschriebenen Stellung nur jeweils ein Bein ca. 20 cm über den Boden und strecke die Zehen so weit wie möglich von dir. Halte diese Position mindestens zwei Minuten. Wechsle dann das Bein.

Kreuzlegung

Ziel: Entspannung der Arme und des Schultergürtels

Liege mit seitwärts ausgebreiteten Armen auf dem Rücken und schließe deine Augen. Beginne jetzt, so langsam wie nur irgend möglich, beide Arme nach oben zu bringen, so daß sie sich über deinem Gesicht treffen. Verweile kurz in dieser Stellung und laß dann die Arme mit derselben Geschwindigkeit wieder in die Ausgangsstellung sinken.

Variation:
Liege mit seitwärts ausgebreiteten Armen, aber diesmal mit angezogenen Knien, auf dem Rücken. Bringe die Hände, wie oben beschrieben, über deinem Kopf zusammen. Wenn du die Arme wieder heruntersinken läßt, öffne deine Knie im gleichen Tempo parallel zu den Armen, bis die Oberschenkel gänzlich geöffnet daliegen. Genieße das Gefühl des Offenseins.

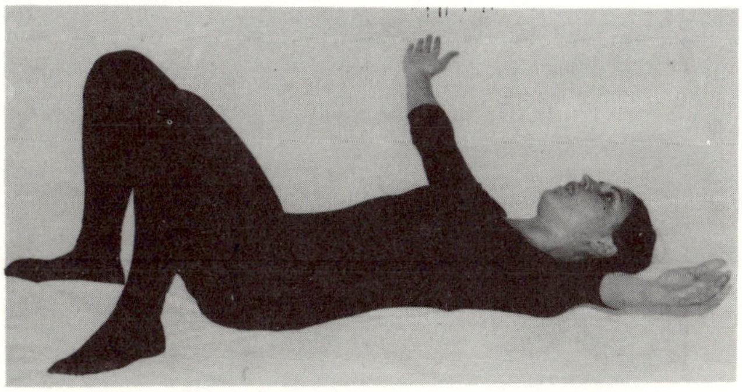

Kreuzlegung

Die Qualle

Ziel: Entspannung des ganzen Körpers

Leg dich auf deinen Rücken und zieh die Beine an, so daß die Füße etwa 10-15 cm vor dem Gesäß stehen.
Beginne, tief und intensiv zu atmen, wobei du beim Ausatmen den Bauch einziehst und gleichzeitig das Becken etwas nach oben in Richtung Oberkörper drehst, als ob eine Achse quer hindurch ginge. Beim Einatmen verfährst du dann umgekehrt. Der Bauch und die Brust wölben sich heraus und das Gesäß fällt wieder auf den Boden. Diese Übung sollte nur durchgeführt werden, wenn ein kundiger Partner Hilfestellung geben kann, da leicht die Gefahr einer Hyperventilation besteht.

Variation I:
Liege auf dem Rücken wie vorher. Bewege nun beim Ausatmen die Schultern nach vorne und laß sie beim Einatmen wieder nach unten auf den Boden fallen.

Variation II:
siehe bei Partnerübungen

Auf dem Rücken: Kopfhang

Ziel: Nacken, Schultergürtel und Wirbelsäule

Leg dich rückwärts auf ein Bett, so daß der Kopf über eine Kante nach unten hängen kann. Versuche nun, die Nackenmuskulatur so weit wie möglich zu entspannen. Nach ca. 5 Minuten (ein Wecker oder eine Küchenuhr sind hierbei sehr hilfreich) drehst du im Zeitlupentempo deinen Kopf auf die linke Seite und bewegst gleichzeitig das Becken entgegengesetzt. Wenn es nicht mehr weiter geht, kehrst du genauso langsam zur Ausgangsstellung zurück. Versuche es jetzt in der anderen Richtung, und beende die gesamte Übung nicht vor 10 Minuten

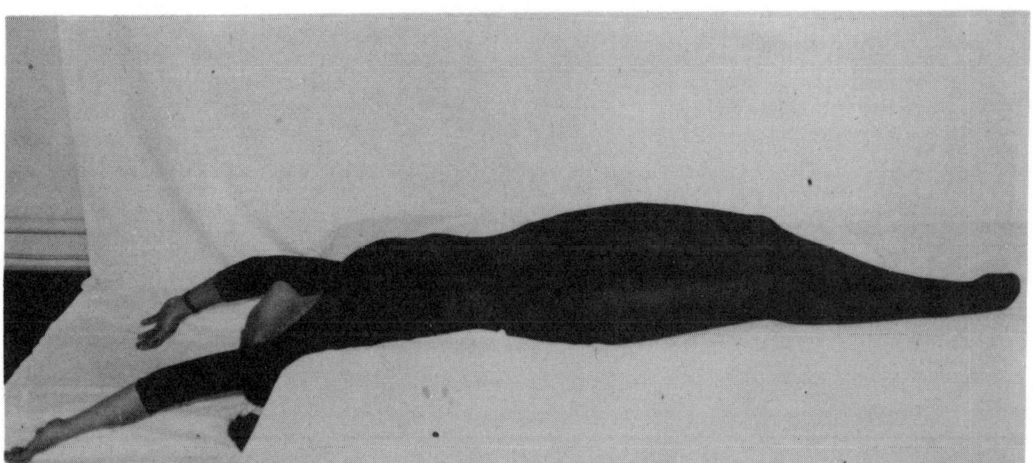

Kopfhang

Kerze

Ziel: Steigerung der Zirkulation und Entspannung des Gesamtorganismus

Leg dich auf deinen Rücken und streck die Beine mit leicht eingeknickten Knien hoch in die Luft. Erleichtere dir die Stellung, indem du dich mit den Armen im Rücken abstützt. Bringe nun den Körper so hoch, bis er ganz auf den Schulterblättern ruht. Drücke jetzt mit Energie die Fersen nach oben und die Zehen körperwärts. Drücke dabei die Knie nicht durch und laß das auftretende Zittern zu.

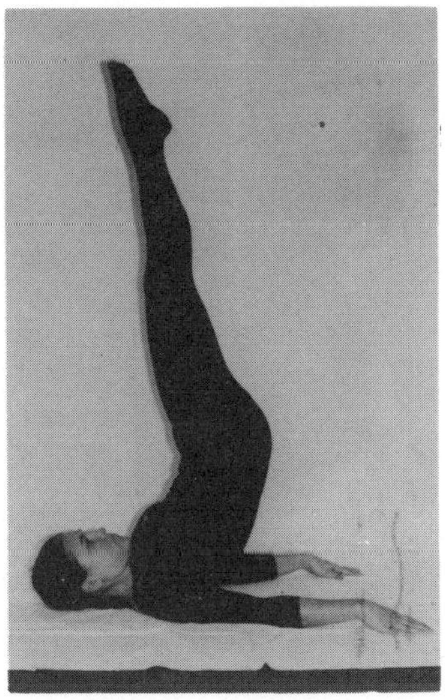

Kerze

Variation I:
Ziel: Kopf, Schultern, Brustkorb und Arme

Leg dich auf deinen Rücken und hebe die Beine steil in die Höhe, wobei die Arme wiederum die Wirbelsäule stützen. Die Knie sind dabei eingeknickt. Laß dich jetzt nach hinten rollen, so daß die Füße über den Kopf hinweg mit den Zehenspitzen den Boden berühren. Solltest du den Boden nicht erreichen können, so verbleibe in der Stellung, die dir möglich ist. Versuche jetzt, deine Zehen in Richtung Kopf zu drücken. Halte diese Position. Rolle dann mit dem Rückgrat Wirbel für Wirbel ab, wobei du bei jeder Etappe innehalten solltest.

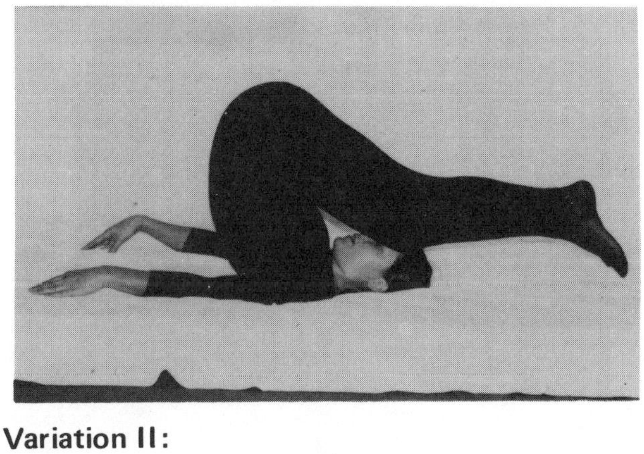

Kerze mit Überhang

Variation II:
Ziel: wie unter I

Beuge in der unter I beschriebenen Stellung die Knie noch weiter, so daß sie rechts und links neben deinen Ohren den Boden berühren. Ruhe so einige Minuten aus.

Auf dem Rücken

Ziel: Entspannen der Beine und des unteren Rückens

Leg dich auf den Rücken und bringe beide Beine bei leicht angewinkelten Knien hoch in die Luft. Die Hände können dabei seitwärts ausgestreckt oder als Fäuste unter das Gesäß gelegt werden. Drücke jetzt mit den Hacken in Richtung Decke und mit den Zehen in Richtung Körper, ohne daß sich die Knie durchdrücken. Warte, bis sich mehr oder minder starke Vibrationen in beiden Beinen einstellen und laß es geschehen.

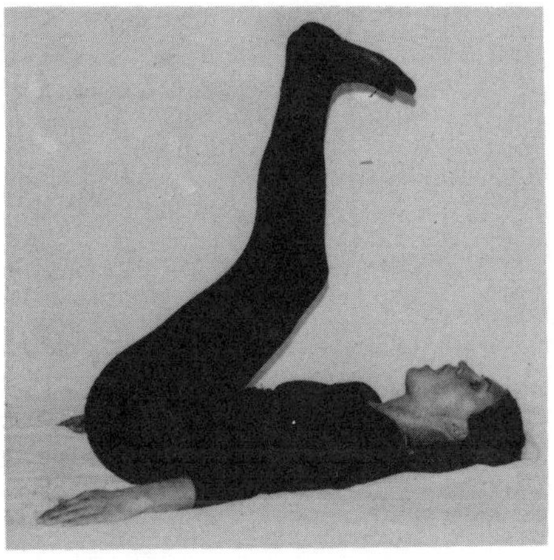

Gegen die Decke treten

Variation I zusätzlich für die Innenmuskulatur der Oberschenkel

Leg dich in die oben beschriebene Position. Beide Beine sind in der Luft. Laß dann aber die Knie seitwärts auseinanderfallen, ohne dies zu forcieren.

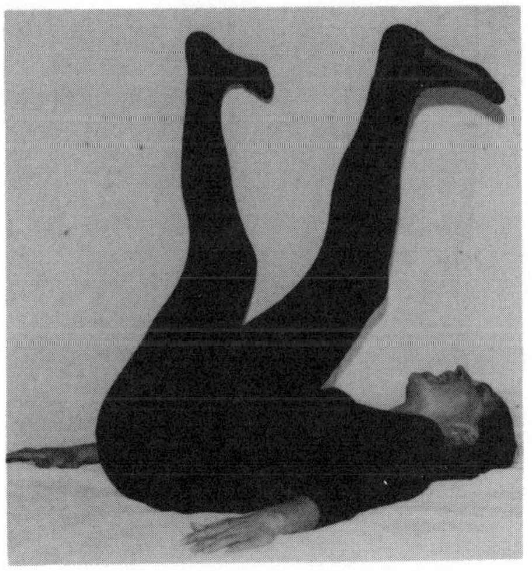

Gegen die Decke treten I

Variation II: zusätzlich für die Agressionsentladung

Leg dich, wie anfangs beschrieben, auf den Rücken und tritt erst abwechselnd, dann mit beiden Füßen gleichzeitig nach oben aus, als ob du etwas von dir fortstoßen wolltest. Stell dir eventuell dabei etwas Reales vor und sag bei jedem Schritt so laut du kannst und willst: „Hau ab" oder „Geh weg".

Primale Atemposition (Reaching)

Ziel: Steigerung und Bewußtwerdung des Verlangens nach Zuwendung, Entspannung des gesamten Körpers

Primalatmen

Entspanne das Kinn und laß den Mund offen hängen. Die Lippen sind leicht vorgeschoben. Saug nun die Luft bis tief in dein Becken und laß beim Ausatmen einen lauten Seufzer frei werden. Steigere langsam die Lautstärke bis zu einem Höhepunkt. Rolle dich hinterher zu einer Embryostellung auf die Seite. Der Partner sollte Hilfestellung bei unkontrollierten Bewegungen geben, aber auch Fürsorge zeigen, wie z.B. durch Reichen von Taschentüchern.

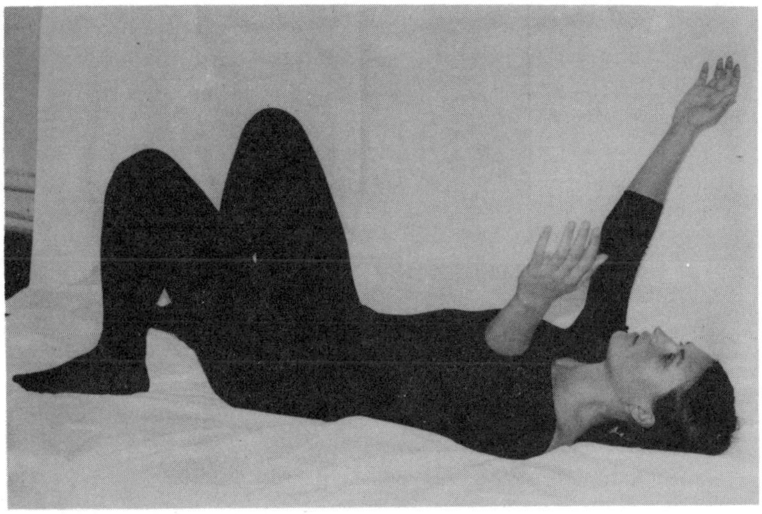

Primal Position

Position A
Liege flach auf deinem Rücken, die Beine ausgestreckt, aber die Knie nicht durchgedrückt. Presse die Hacken in den Teppich und ziehe die Zehen kopfwärts. Drücke dabei auf keinen Fall' die Knie ganz durch. Strecke jetzt beide Arme senkrecht in die Höhe, so daß du sie sehen kannst. Die Handflächen sollten etwa schulterbreiten Abstand haben, und entweder gegeneinander zeigen oder wie empfangend nach innen gedreht sein.

Position B
Nimm dieselbe liegende Stellung wie vorher ein. Ziehe nun die Beine so an, daß du deine Hacken und Zehenspitzen in den Boden drücken kannst. Achte darauf, daß die Füße parallel stehen und nicht auswärts gerichtet sind. Hebe das Steißbein minimal und atme bis tief in das Becken. Die Arme werden wieder wie zum Bitten nach oben gestreckt.

Position C
Liege mit halb angezogenen Armen und Beinen auf dem Rücken, so als ob du mit allen Vieren etwas umklammern wolltest (siehe Bild). Laß ein trotziges Wimmern oder andere weinerliche Geräusche ruhig zu. Steigere die Lautstärke und Intensität und überlasse dich ganz deinen Körperreaktionen und Bewegungen.

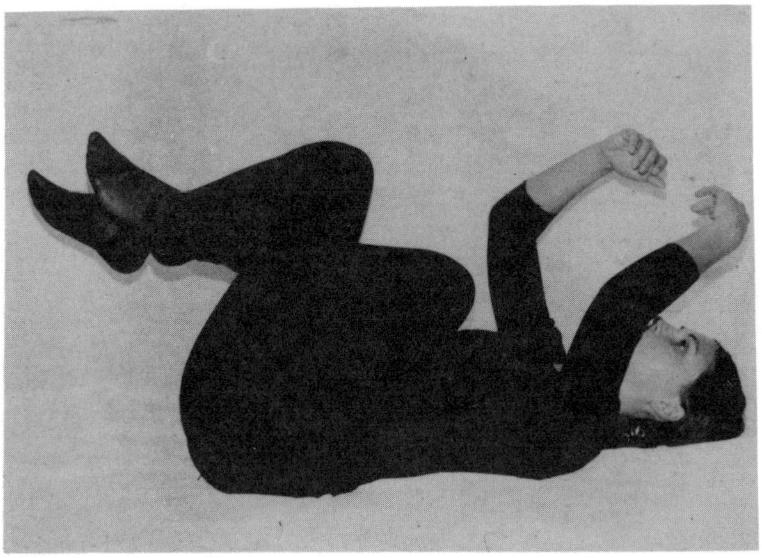

Primal Position

Verbalvariationen

Leg dich in eine der drei Primalpositionen, die vorher beschrieben wurden, und laß dich tief in das Gefühl des Wünschens fallen. Erlebe dich klein und unverstanden.
Nach einigen Minuten beginnt der liegende Partner (A) zu sagen:,, Bitte gib es mir!'' Versuche so viel wie möglich aus dem Herzen zu sprechen, und achte darauf, wann du, statt zu bitten, zu fordern anfängst. Der Partner (B), der über dem Liegenden steht, hält seine Hände so, daß sie fast von dem Bittenden erreicht werden können. Auf jede Bitte antwortet er mit:,, Nein, ich will nicht!'' Beide sollten langsam die Intensität steigern, aber immer auf die eigenen Gefühle dabei achten.
Die Übung ist beendet, wenn einer von beiden aufgibt oder nicht mehr will.

Variation I:
A liegt wieder in einer Primalposition, B sitzt daneben. A fleht:,, Bitte laß mich nicht allein!''
B antwortet:,, Ich werde dich nicht verlassen.''
Nach ca. 5 Minuten steht B auf und sagt sehr bestimmt:,, Ich muß dich jetzt verlassen.''

Variation II:
A liegt in der Primalposition, B sitzt daneben.
A fleht:,, Tu mir bitte nicht weh!''
B antwortet:,, Ich werde dich nicht verletzen.''
Nach ca. 5 Minuten wendet sich B ab und sagt hart:,, Ich muß für mich selber sorgen.''

Bauchwiege

Ziel: Dehnung des gesamten Körpers, Becken

Leg dich mit ausgestreckten Armen und Beinen auf den Bauch und hebe gleichzeitig Arme, Oberkörper und Beine an, so daß das gesamte Gewicht auf dem Bauch ruht. Streck dabei Hände und Füße soweit irgend möglich von dir weg. Versuche jetzt durch Gewichtsverlagerung ein leichtes Auf- und Abschaukeln zu erreichen. Sollte es nicht gleich klappen, so verweile in der Grundstellung, bis du deinen Rücken spürst.

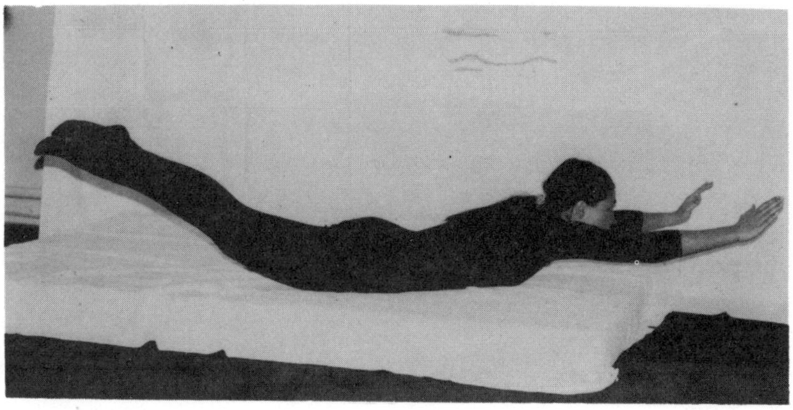

Bauchwiege

Schattenboxen

Ziel: Agressionsabfuhr

Stehe in aufrechter Haltung, die Knie nur ganz leicht gebeugt, die Füße dabei 15 - 20 cm auseinander. Schiebe jetzt den Unterkiefer so weit wie möglich vor und balle die Fäuste. Bringe deine Arme auf Schulterhöhe, wobei die Ellenbogen waagerecht zum Boden nach hinten zeigen. Stoße nun, bei lautem Ausatmen, beide Fäuste, entweder gleichzeitig oder abwechselnd, rechts und links parallel zum Boden nach vorne, so als ob du einen verhaßten Gegenstand oder eine verhaßte Person wegboxen wolltest.

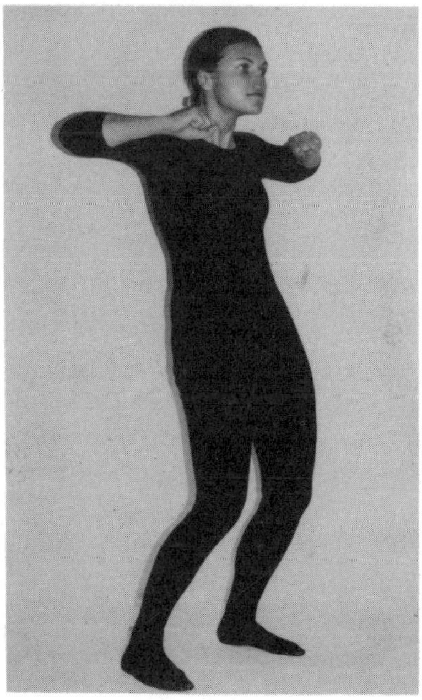

Schattenboxen

Variation I:
Bringe in derselben Haltung wie oben deine Fäuste so hoch wie möglich seitwärts von deinem Körper und stoße mit beiden Fäusten gleichzeitig nach unten.

Variation II:
Bringe die Fäuste in Höhe der Schultern, die Ellenbogen weisen nach unten, und stoße sie gleichzeitig seitwärts vom Kopf in Richtung Decke.
Um eine Steigerung der Energieaufladung und damit verbunden eine größere Entladung der aufgestauten Agression zu erreichen, können die oben beschriebenen Übungen durch tiefes Wippen in den Knien und Schenkeln intensiviert werden. Es ist darauf zu achten, daß die Fußsohlen immer vollständig Bodenberührung behalten. Atme beim Einknicken ein und beim Vor-, Runter- oder Hochboxen laut wieder aus. Steigere langsam das Tempo.

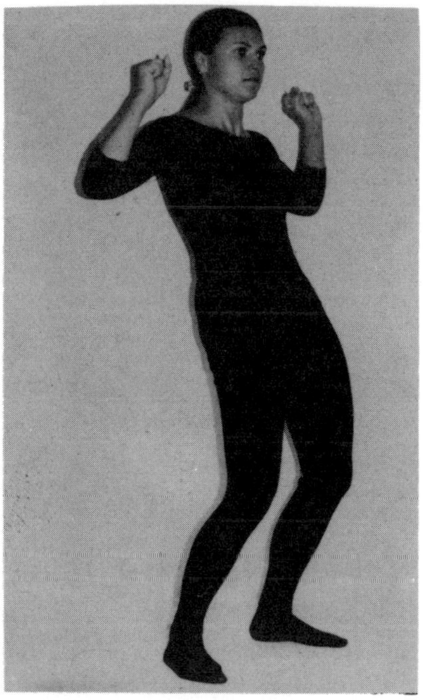

Schattenboxen II

Hau ab

Ziel: Agressionsabfuhr, Becken

Steh mit leicht gegrätschten Beinen fest auf dem Boden, die Füße parallel und ca. 40 cm auseinander. Die Knie sind leicht eingeknickt, der Oberkörper aufgerichtet. Verschränke deine Hände hinter dem Kopf und biege die Ellenbogen auswärts. Schiebe nun das Kinn nach vorn und stoße bei jedem Ausatmen das Becken ruckartig mit aller Kraft vorwärts. Gib gleichzeitig einen lauten Ton von dir. Zieh beim Einatmen das Becken wieder zurück. Steigere Tempo und Lautstärke, bis sich die Bewegung verselbständigt.

Variation I:
Stoße, wie vorher beschrieben, das Becken vor und wieder zurück, benutze aber nun beide Arme und Fäuste als Verstärker, indem du sie beim Einatmen soweit wie möglich nach hinten bringst und sie dann, zusammen mit dem Becken, beim Ausatmen mit nach vorne stößt, so als ob du mit beiden Fäusten gleichzeitig in einen Sandsack schlagen wolltest.

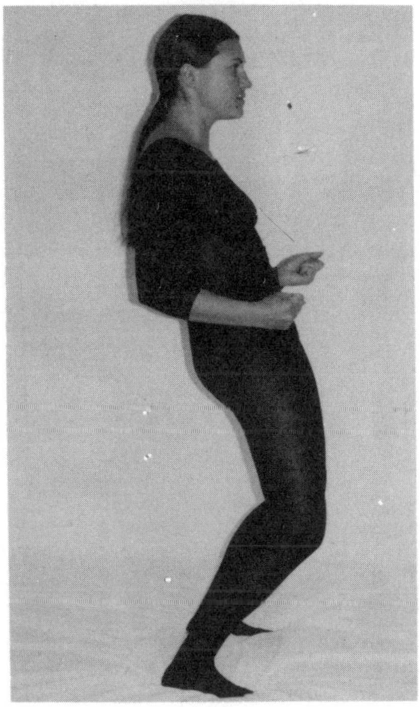

Hau ab !

Variation II:
Stehe, die Hände hinter den Kopf verschränkt, und bringe nun das Becken nach vorn. Atme dabei ein. Laß es mit einem lauten Ton beim Ausatmen ruckartig nach hinten oder schräg zur Seite schnellen. An Stelle eines Tones kannst du auch reale Begriffe wie „Hau ab!" gebrauchen. Steigere wiederum die Intensität.

Handtuchbeißen

Ziel: Agressionsabfuhr, Schultergürtel

Stehe fest und sicher auf deinen Beinen, die Knie leicht eingeknickt und den Unterkiefer leicht vorgeschoben. Beiß jetzt in das Ende eines Handtuches und zerre, so fest du kannst, an dem anderen Ende. Laß dabei ruhig ein grimmiges Knurren tief aus deiner Kehle zu. Gib nicht eher auf, bis du ganz erschöpft bist.

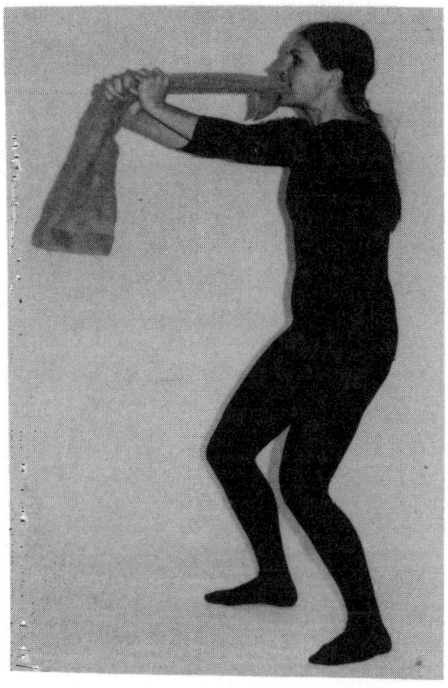

Handtuchbeißen

Variation paarweise
Ziel: Agressionsabfuhr, Schultergürtel und Öffnen des Augenblocks

Such dir einen Partner, mit dem du dich schon immer messen wolltest. Stellt oder kniet euch aufrecht voreinander und nehmt jetzt beide ein Ende des Handtuches in den Mund. Führt nun eine Art Tauziehen mit den Zähnen aus, wobei die Hände auf dem Rücken bleiben.
Achtet darauf, daß ihr nur mit den Backenzähnen und nicht mit den Schneidezähnen in das Handtuch beißt.
Übrigens sollte diese Übung nur von Personen mit starken und gesunden Zähnen durchgeführt werden.

Handtuchwürgen

Ziel: Agressionsabfuhr, Nacken und Arme

Stehe fest auf dem Boden, die Knie leicht eingeknickt, das Kinn vorgeschoben. Nimm jetzt ein Handtuch in beide Hände und dreh es mit festem Griff, als ob du es auswringen wolltest. Halte das Handtuch dabei in Brusthöhe, nicht zu weit vom Körper entfernt. Je fester du drehst, desto weiter sollte der Unterkiefer vorgeschoben werden. Laß ärgerliche oder wü tende Töne bzw. Worte zu.

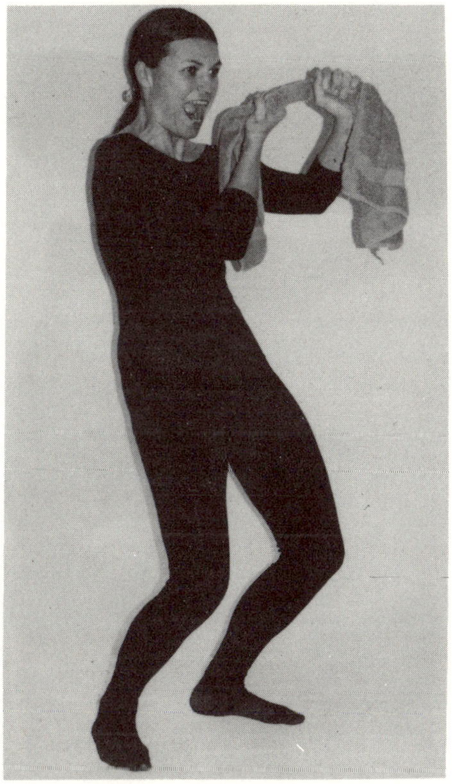

Handtuchwürgen

Variation I

Ziel: Agressionsabfuhr, Nacken, Arme und Grounding.

Beginne wie vorher beschrieben. Laß dann, unter stetigem Drehen und Würgen am Handtuch, den Oberkörper Wirbel für Wirbel langsam vornüber kippen, bis du die Elefantenposition (siehe Seite 19) erreicht hast.

Variation II

Ziel: Grounding, Nacken und Arme

Leg dich fest auf den Boden und ziehe die Beine an, so daß die Füße fest in den Boden gedrückt werden können. Drehe und würge jetzt das Handtuch, wie oben beschrieben.

Wegtreten

Ziel: Agressionsabfuhr, Beine und Becken

Begib dich in die Elefantenstellung (siehe Seite), d.h. stehe vornübergebeugt mit eingeknickten Knien, so daß die Fingerspitzen gerade den Boden berühren. Nach ca. einer Minute stütze dich fest mit beiden Händen auf oder ab. Nun heb ein Bein an und ziehe es so weit wie möglich an den Körper heran. Mit einem kräftigen Laut oder auch mit Verwünschungen, wie „hau ab", oder „da hast du's", tritt nach hinten aus.

Wechsle nach jedem Tritt das Standbein und steigere die Intensität sowohl der Tritte als auch der Lautstärke.

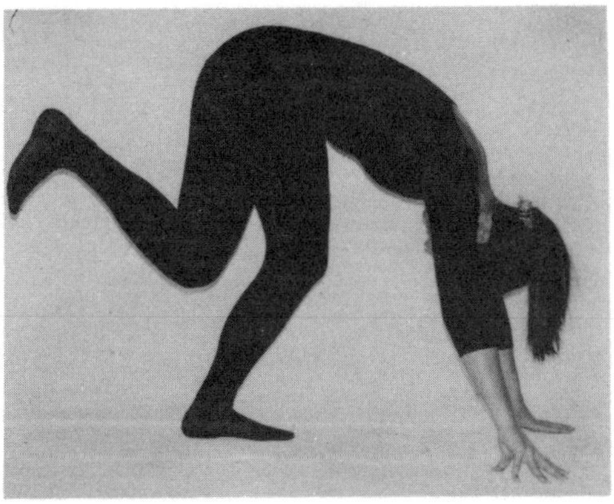

Wegtreten

Tempestation I

Ziel: Agressionsabfuhr, Ausflippen

Leg dich mit dem Rücken auf eine breite Matratze und strecke den Unterkiefer vor. Ziehe jetzt ein Bein weit an den Körper heran, wobei du die Zehen in Richtung Kopf drücken solltest. Tritt jetzt mit der Hacke waagerecht zur Matratze nach hinten aus. Wenn das Bein zu sinken beginnt, ziehe das andere Bein an den Körper und verfahre wie vorher. Steigere das Tempo, und achte die ganze Zeit darauf, daß du mit den Hacken trittst.

Variation I

Ziel: siehe oben

Liege mit ausgestreckten Beinen auf deinem Rücken und hebe ein Bein gestreckt etwa einen halben Meter hoch. Verweile in dieser Position, bis das Bein durch das Eigengewicht wieder hinunterfällt. Wechsle nun zum anderen Bein und steigere alternierend Intensität und Tempo.

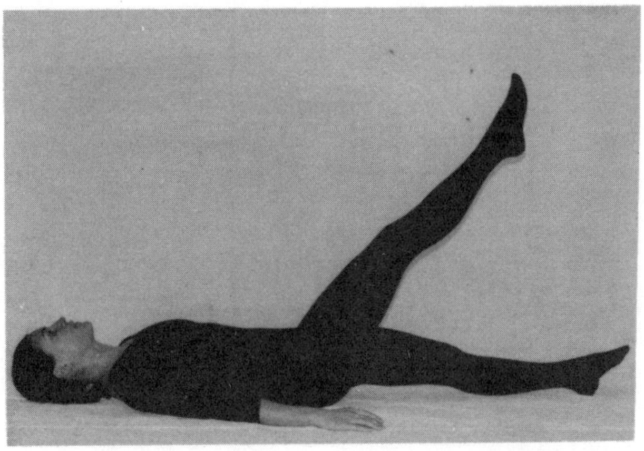

Tempestation

Variation II Zusatz zu den beiden o.g. Übungen
Ziel: Aggressionsabfuhr, Ausflippen

Liege wie oben beschrieben. Balle beide Hände zu Fäusten und schlage im Rhythmus zu den Beinen rechts und links neben dich auf eine Unterlage. Unterstützend kannst du noch deine Stimme einsetzen, indem du einen tiefen, knurrenden Ton von dir gibst.

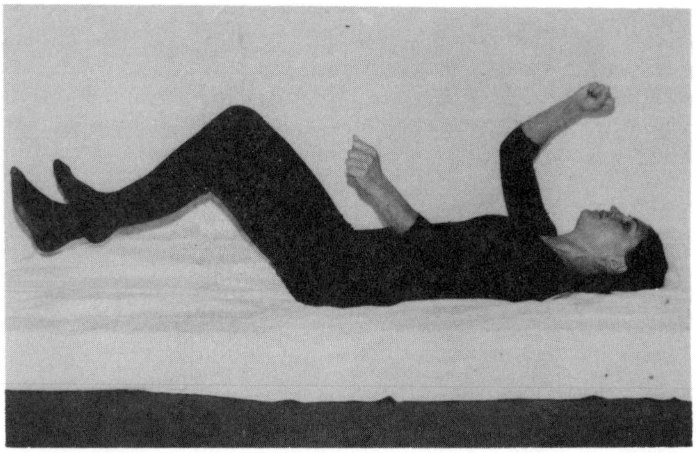

Tempestation

Tempestation II

Ziel: Aggressionsabfuhr, Ausflippen

Liege mit dem Rücken auf einer breiten Matratze. Ziehe nun die Beine halb an, so daß die Füße bei leicht gespreizten Knien flach auf dem Boden stehen. Drücke jetzt das linke Knie weit an den Oberkörper und tritt dann kraftvoll in die Matratze. Schlag mit der geballten rechten Faust synkron neben dich und wechsle dann die Seiten. Schieb deinen Unterkiefer dabei vor, und laß deinen Kopf im selben Rhythmus hin- und herrollen, als ob du „nein" sagen wolltest. Laß dabei ruhig einen wütenden Ton zu. Steigere langsam Tempo und Lautstärke.

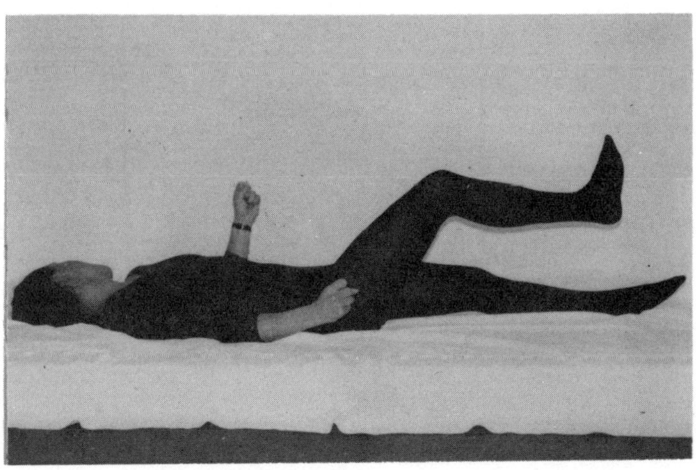

Tempestation II

Atemschemel

Atemschemel - Grundstellung

Ziel: Becken, Zwerchfell, Rücken, Grounding

Leg dich mit deinem Rücken so über den Schemel, daß die zusammengerollte Decke sich etwas oberhalb des Kreuzbeines befindet. Der Kopf sollte ganz entspannt hintenüberfallen und die Nackenmuskulatur dehnen. Beide Arme hängen nach hinten oder halten die Stuhllehne zur Unterstützung. Stell deine Füße fest auf den Boden. Die Oberschenkel sollten waagerecht zum Teppich zeigen. Halte den Brustkorb und das Zwerchfell entspannt, aber stark gedehnt. Jetzt lasse, ohne es zu forcieren, dein Becken sinken, wobei die Fußsohlen immer ganz auf den Boden bleiben. Versuche nun, tief und gleichmäßig in das Becken hinein zu atmen.

Atemschemel - Variation I

Ziel: Becken, Zwerchfell, Rücken, Grounding

Leg dich wie vorher über den Atemschemel. Strecke aber jetzt die Arme weit von dir schräg nach vorne. Halte dich entweder an einer Stange fest, oder bitte einen Partner, deine Arme zu greifen und damit das Einatmen durch leichten Zug zu unterstützen.

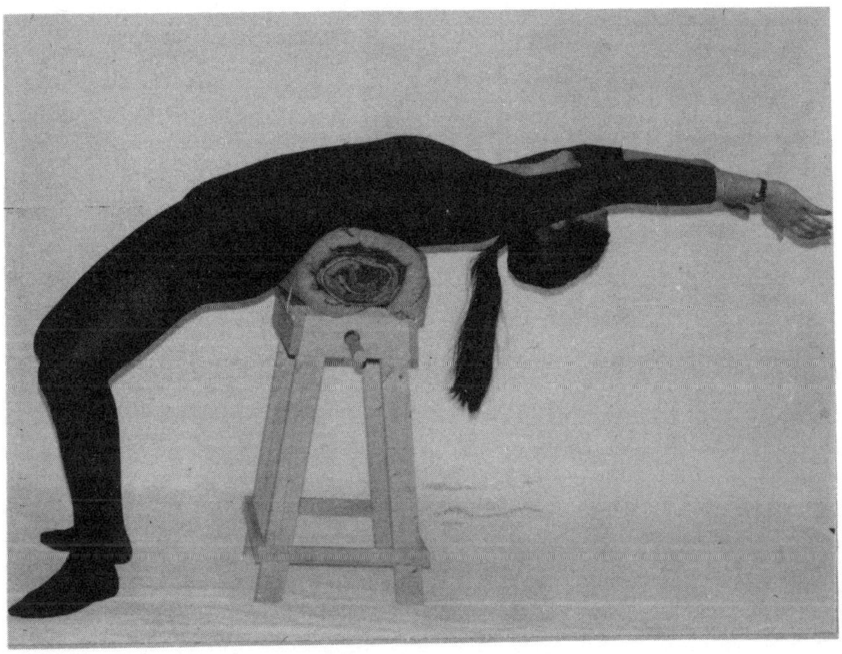

Atemschemel I

Atemschemel - Variation II

Ziel: Becken, untere Wirbelsäule, Brustkorb, Arme, Grounding

Leg dich mit dem Rücken über den Atemschemel, wobei die Auflage unter deinen Schulterblättern liegt. Laß nun den Kopf nach hinten fallen und streck beide Arme weit von dir. Hebe langsam das Becken, so weit es geht, ohne dabei die Gesäßmuskulatur zu verspannen oder zu verkrampfen. Halte diese Position und versuche bis in das Becken (Genitalien) zu atmen.

Atemschemel - Variation III

Ziel: Becken, untere Wirbelsäule, Brustkorb, Arme, Grounding

Leg dich über den Atemschemel wie unter II angegeben. Ziehe deine Beine etwas weiter als vorher an und beginne nun, im Atemrhythmus mit dem Becken auf- und abzustoßen. Laß das Gesäß fallen, wenn du einatmest, stoß es wieder vor, wenn du die Luft mit einem Ton wieder von dir gibst. Halte dich dabei am besten mit den Händen an einer Stange oder einer Stuhllehne fest, oder bitte besser noch einen Partner, deinen Armen Halt zu geben.

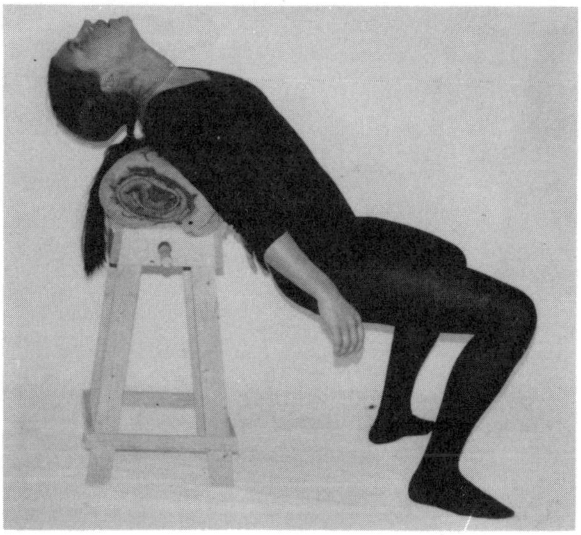

Atemschemel III

Atemschemel - Variation IV

Ziel: Agressionsabfuhr, Becken, Rücken

Leg dich rückwärts so über den Atemschemel, daß der Druckpunkt oberhalb des Steißbeines liegt. Laß nun, bei durchgedrücktem Kreuz, den Kopf zurückfallen, bis er auf einem dahinterstehenden, ca. 50 cm hohen Bett liegt. Zieh nun, während du einatmest, ein Knie so weit an den Körper wie es geht und tritt dann mit der Hacke schräg nach oben in die Luft. Stoße dabei einen Schrei aus.

Wechsle dann zum anderen Bein über und steigere langsam das Tempo.

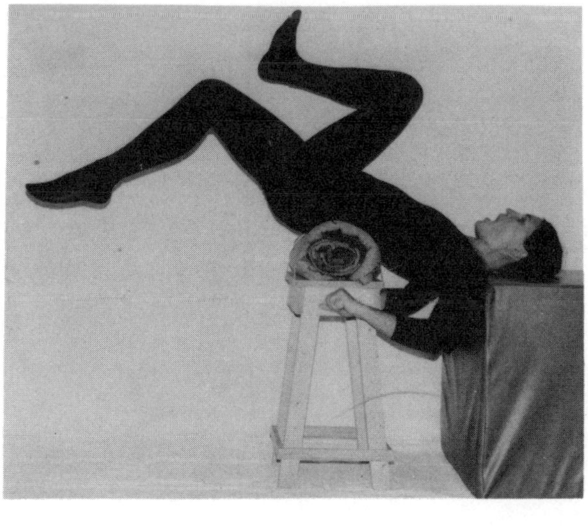

Atemschemel IV

Atemschemel - Variation V

Ziel: Vertiefung der Atmung, Becken, Grounding

Lehn dich in einer Hockstellung so über den Atemschemel, daß dieser dich oberhalb der Taille abstützt. Der Kopf wird aufrecht gehalten, indem du die Hände hinter dem Nacken verschränkst. Das Becken wird locker gelassen, so daß es ganz tief hängen kann. Atme nun intensiv durch das Zwerchfell in den gedehnten Brustkorb hinein und spüre dabei den Kontakt zum Boden.

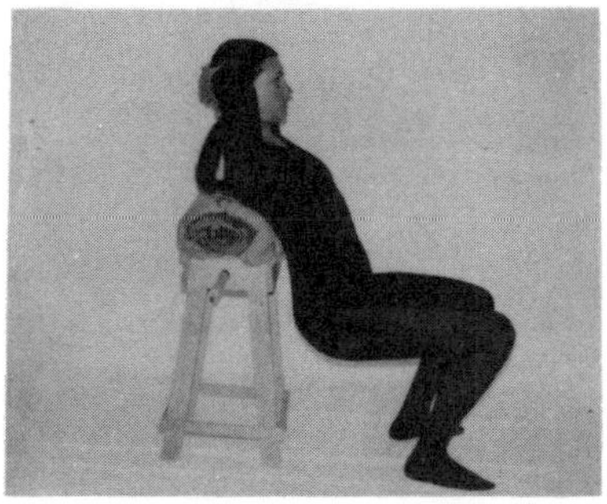

Atemschemel V

Atemschemel - Variation VI

Ziel: Becken, untere Wirbelsäule, Brustkorb, Arme, Grounding

Leg dich, wie unter II beschrieben, rückwärts über den Atemschemel. Stütze dann, wie bei V, den Kopf durch die hinter dem Nacken gefalteten Hände. Oberkörper, Becken und Oberschenkel bilden hierbei eine Gerade. Die Füße stehen parallel und etwa 10 cm auseinander. Verharre in dieser Stellung, die alternierend zu Stellung V gewählt werden kann, vor allem von Personen, die Schwierigkeiten beim Fallenlassen des Beckens haben.

Nebenbei sollten die Stellungen V und VI als Ruhestellungen jeweils nach der Grundposition und den Variationen I - III angewandt werden, um den extrem belasteten Rücken langsam zu entspannen und die Atmung und die Energie bis in die Beine fließen zu lassen.

Atemschemel — Variation VII — (vorwärts)

Ziel: Vertiefung der Atmung, Kräftigung des Brustkorbs

Beuge dich vorwärts über den Atemschemel, und finde die Position, die am wenigsten Druck und Anspannung verursacht. (Vorsicht bei den Brüsten von Frauen). Beide Beine werden nun weit genug gegrätscht, damit du einen guten Halt hast. Der Kopf sollte entspannt sein, aber eine Linie mit dem Oberkörper bilden. Umfaße nun die Schemelbeine so, daß du den Druck bequem verändern kannst. Atme tief und gleichmäßig ein und versuche den Oberkörper durch Ausdehnung des Brustkorbes zu heben. Sinke beim Ausatmen dann wieder zusammen. Reguliere oder erschwere das Atmen durch Anpressen an den Schemel, oder bitte einen Partner, sich vorsichtig diagonal über deinen Rücken zu legen.

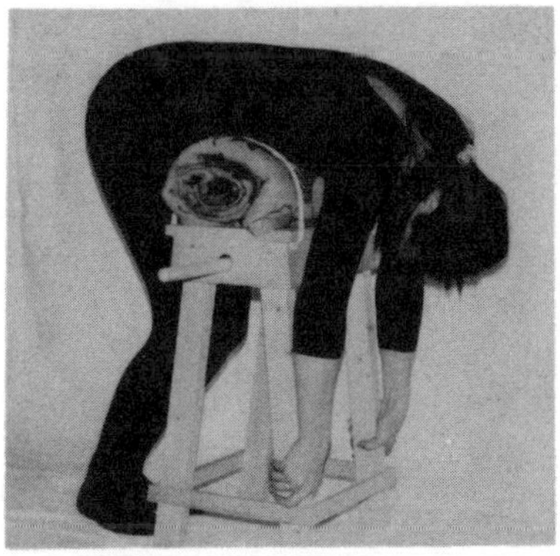

Atemschemel VII

Atemschemel - Variation VIII - (seitwärts)
Ziel: Dehnung des Zwerchfells und der Flanke

Leg dich seitwärts über den Atemschemel, die Auflage direkt in oder kurz oberhalb der rechten Taillenseite und strecke deinen linken Arm über den Kopf hinweg weit von dir. Laß nun das Becken seitwärts absinken und atme bis tief in die Flanken ein. Achte darauf, daß beide Füße jederzeit ganz auf dem Boden stehen.
Wechsle nach einiger Zeit auf die andere Seite.

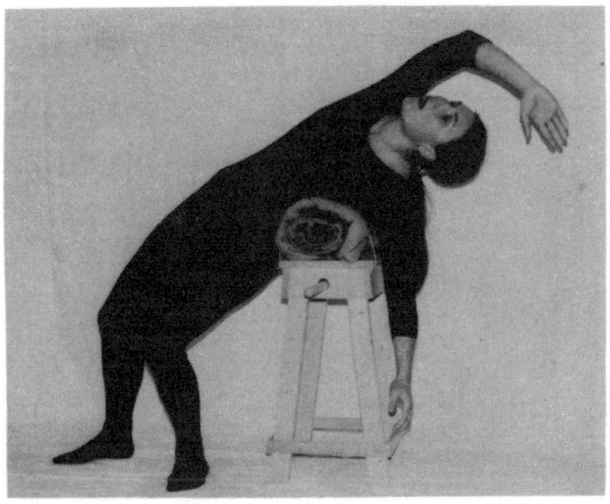

Atemschemel VIII

PARTNERÜBUNGEN

Wer stützt wen?

Ziel: Grounding, Beine und Vertrauen

Setzt euch zu zweit mit angezogenen Beinen Rücken an Rücken auf den Boden. Rückt so eng aneinander, daß sich eure Gesäßbacken berühren. Hakt euch nun mit den Armen unter und versucht dann gemeinsam, jeder den anderen stützend, langsam aufzustehen. Stoppt, wenn sich eure Oberschenkel parallel zum Boden befinden und verharrt in dieser Stellung. Haltet gemeinsam diese Position so lange wie möglich ohne umzukippen.
Beobachtet dabei, wie weit ihr Druck oder Nachgeben kompensiert und inwieweit diese beiden Komponenten in eurer Beziehung zum anderen von Wichtigkeit sind.

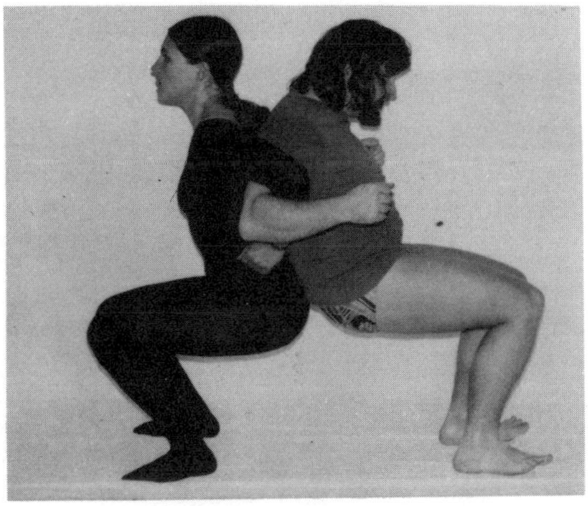

Wer stützt wen?

Partnerübung II — Über den Rücken atmen

Ziel: Grounding, Dehnung des Brustkorbs, Zwerchfell, Vertrauen

Such dir einen Partner von etwa gleichem Gewicht, die Größe ist dabei unwichtig. Entscheidet dann, wer A oder B ist. Stellt euch nun Rücken an Rücken und hakt euch mit den Armen unter. A geht dann soweit in die Knie, bis die Gesäßbacken von B sich oberhalb der seinen befinden. Dann beugt sich A mit leicht eingeknickten Knien vornüber und hebt dadurch den Partner B auf den Rücken. A muß darauf achten, daß er B's Gewicht nicht mit dem Rücken, sondern mit den Beinen trägt. Sollte es A zu schwer werden, stützt er sich mit den Händen auf den Oberschenkeln ab. B versucht nun, tief und gleichmäßig durchzuatmen.
Zur Intensivierung und weiteren Öffnung des Brustkorbs kann der Untermann (A) leichte Schüttelbewegungen mit dem ganzen Körper ausführen, die aber für beide nicht belastend sein sollten.
Wechselt, wenn einer, Ober- oder Untermann (B oder A, s.o.) nicht mehr kann oder will.

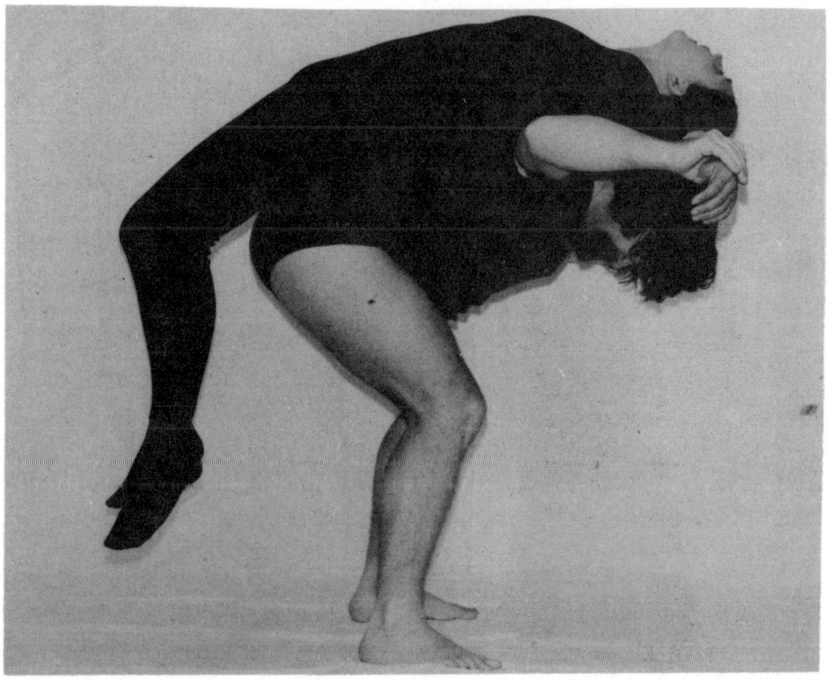

Über den Rücken atmen

Variation

Ziel: wie vorher.

A wiegt, wie oben beschrieben, B auf seinem Rücken. A ergreift nun, wenn B sicher oben liegt, mit seinen Händen die Hand von B und bewegt sie im Atemrhythmus ausgestreckt von oben nach unten, wie Flügel; nach oben beim Eintamen, nach unten beim Ausatmen.
Versucht, eine Einheit zu werden in Atemfrequenz und Bewegung.

Partnerübungen IV – Dehnen zu zweit

Ziel: Wirbelsäule, Nacken, Brustkorb

A liegt auf dem Bauch und streckt dabei die Füße in die Luft. Jetzt nimmt B, mit dem Gesicht in Richtung der Füße von A, auf dem Gesäß von A Platz und umschließt mit beiden Händen A's Beine an den Fußgelenken. Unter sanftem, aber immer stärker werdendem Druck, zieht er A's angewinkelte Beine höher und höher. B muß sorgsam auf die Atmung des Untermanns achten, deren Laut und Intensität Aufschluß geben über die Belastungsfähigkeit der Wirbelsäule.
Wechselt nach der Übung.

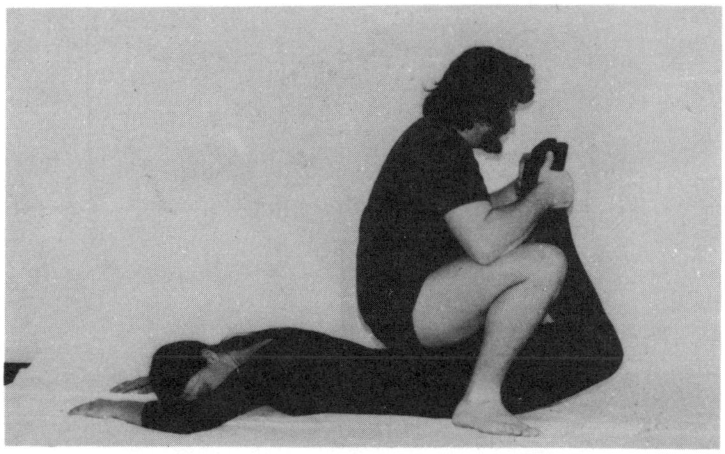

Dehnen zu zweit I

Variation I
A liegt ausgestreckt auf dem Bauch und B stellt sich ihm zu Füßen. Nun beginnt B langsam A's steifgehaltene Beine am Spann hochzuheben, so daß sich der gesamte Körper im Rücken wie eine Mulde wölbt. Durch Stöhnen beim Atmen zeigt der Liegende an, wann die Grenze des Ertragbaren erreicht ist.

Variation II
A liegt flach auf dem Bauch. B steht vor den ausgestreckten Händen und hebt sie mit den Armen langsam hoch bis sich die Wirbelsäule krümmt. Wiederum Vorsicht bei zu starker Belastung.

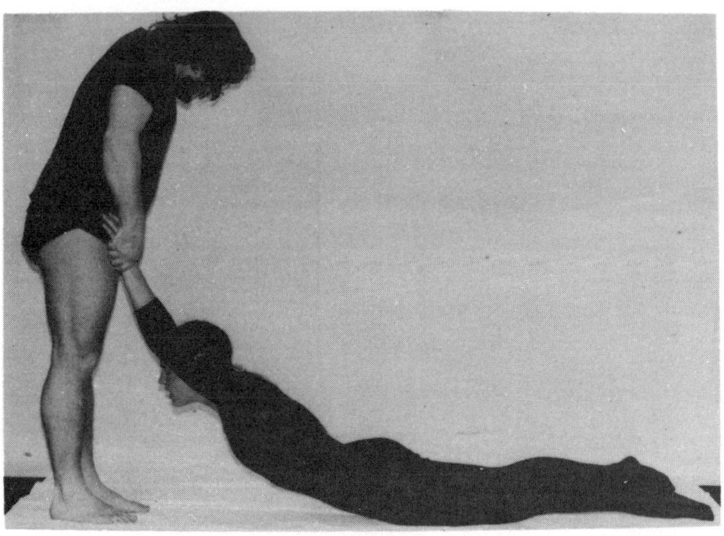

Dehnen zu zweit II

Variation III

A liegt flach auf dem Bauch, B steht mit gegrätschten Beinen über A's Becken, der seine Arme nach hinten weg dem stehenden B zum Ziehen reicht. Benutzt in dieser Zweierposition nicht die nach vorne gestreckten Arme wie unter II, wo der Zug über die Schultern hinweg geschieht. Hierbei setzt nämlich die Hebelkraft zu stark an, und eine Dosierung der Dehnung ist nur schwer möglich.

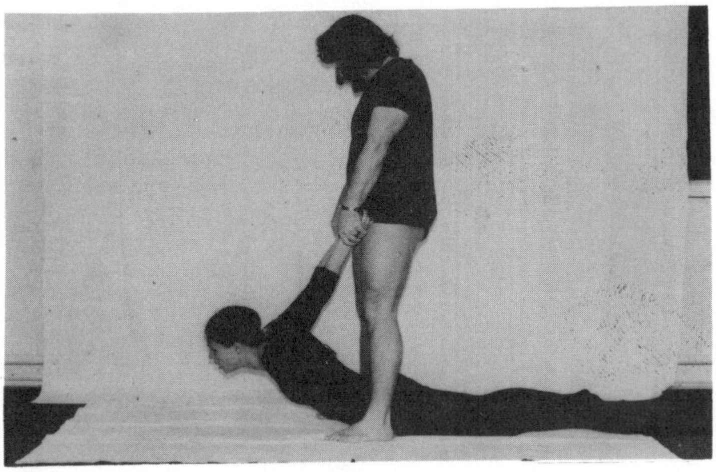

Dehnen zu zweit III

Partnerübung V — Hilf mir!

Ziel: Grounding, Beine, Steigerung und Bewußtwerdung des Verlangens nach Zuwendung und Hilfe.

A geht in die Hocke, beide Füße parallel und ca. 20 cm auseinander. Die Oberschenkel müssen im rechten Winkel zu den Unterschenkeln stehen. Der Oberkörper ist dabei vorgebeugt und die Arme werden verlangend nach oben in Richtung auf B gestreckt, der vor A steht, seine Hände ebenfalls ausstreckt, jedoch ohne die Hände des Partners zu berühren. Wenn der Streß in den Beinen des Hockenden zu stark wird, beginnt er, immer Blick-Kontakt haltend, den stehenden Partner um Hilfe zu bitten. Dieser antwortet aber immer ablehnend und gibt nicht nach. Die Übung ist dann beendet, wenn A (der Hockende) entweder aufgibt oder nach vorn auf die Knie fällt. Ein vorher bereitgelegtes Kissen kann hierbei den Sturz mildern.

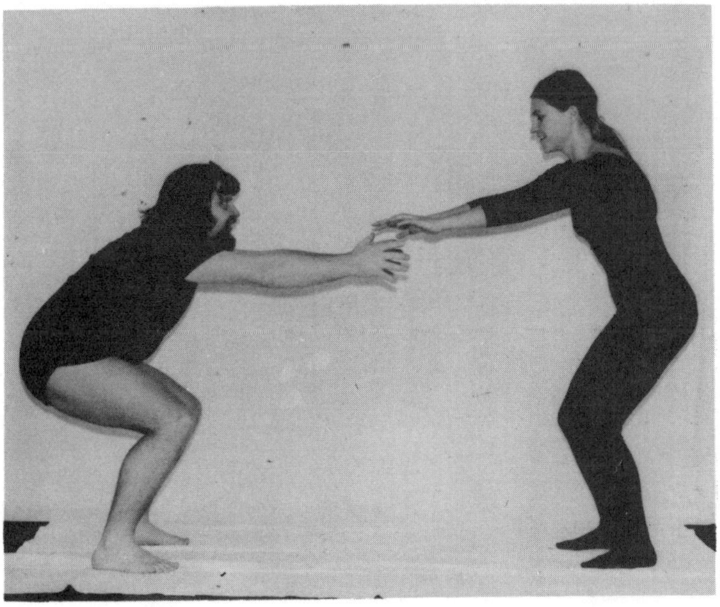

Hilf mir !

Variation

Beide Partner hocken in der vorher beschriebenen Weise voreinander, die Handflächen zum anderen gerichtet, jedoch ca. 5 cm voneinander entfernt. Nennt euch nun abwechselnd beim Namen und haltet dabei Augenkontakt. Wenn der Streß zu stark wird, findet einen gemeinsamen Weg, euch gegenseitig zu stützen (Hilfe zu erlangen, bzw. zu helfen). Achtet aber darauf, daß ihr immer auf eigenen Füßen steht. Sprecht noch während ihr in der Hocke sitzt über eure Empfindungen und laßt den Gefühlen freien Lauf. Verharrt in dieser Stellung bis ihr euch nicht mehr halten könnt.

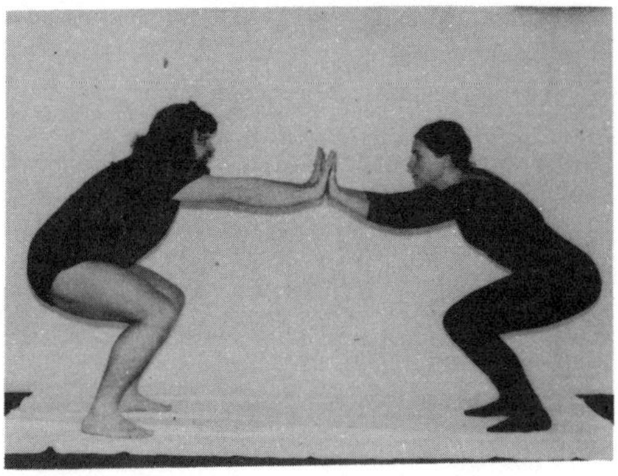

Wer hilft wem ?

Partnerübung VI — Rückenklopfen

Ziel: Entspannung des gesamten Körpers (bes. Rücken), Grounding

A beugt sich mit leicht eingeknickten Knien, am Nacken beginnend, Wirbel für Wirbel vornüber, bis der ganze Oberkörper, inklusive Arme und Kopf, locker hängen. Der Partner beginnt nun, mit den Handflächen A's gesamten Rücken, Gesäß, Arme und Beine abzuklopfen. Variiert das Tempo und die Intensität, doch bedenkt, daß das Gesäß mehr aushalten kann als die Nieren, und daß die Rückenwirbel grundsätzlich vorsichtig behandelt werden müssen. In einer zweiten Phase können dann kreisende Streichelbewegungen den Rücken und das Gesäß massieren. Legt zum Abschluß der Übung eine Hand zwischen die Schulterblätter und die andere auf das Kreuzbein und atmet einige Sekunden gemeinsam.
B (der Massierende) stellt sich nun vor A, der sich, wiederum Wirbel für Wirbel, im Zeitlupentempo aufrichtet. Nehmt euch eure Zeit und genießt das Gefühl. Haltet Augenkontakt, wenn sich A gänzlich wieder aufgerichtet hat.

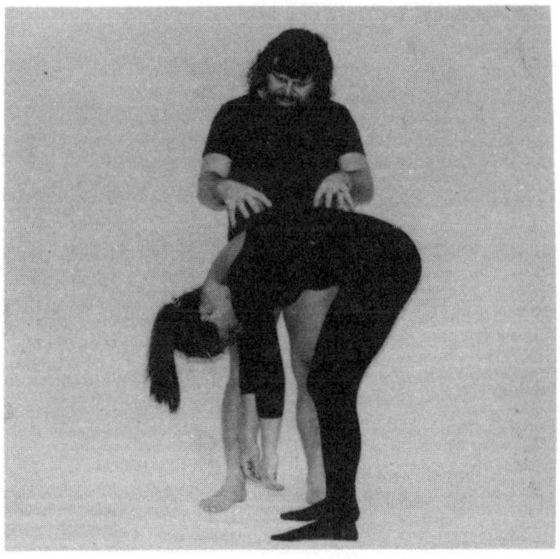

Rückenklopfen

In der Gruppe I

Bogen

Ziel: Grounding, Dehnung des gesamten Körpers, speziell Becken und Brustkorb.

Stellt euch im Kreis auf und legt die Arme um die Taille eures jeweiligen Nachbarn (rechts und links). Haltet eure Füße parallel und steht fest auf euren Beinen. Schiebt jetzt im Zeitlupentempo gemeinsam das Becken vor, bis es fast anfängt zu schmerzen. Verbleibt in dieser Stellung. Fixiert das Gesicht eures Gegenüber und sagt leise zu euch selbst: „Ich schaffe es, ich schaffe es . . ." Hört erst auf, wenn der Kreis auseinanderbricht.

Variation:

Ziel: Grounding, Dehnung und Aggressionsabfuhr

Steht mit vorgeschobenem Becken im Kreise, wie vorher beschrieben, und bewegt nach einiger Zeit das Becken extrem entgegengesetzt nach hinten. Stoßt es dann ruckartig wieder nach vorn und atmet dabei laut aus. Es ist gut, wenn ihr euch im Chor mit Flüchen oder anderen Schimpfworten wie z.B. „Scheiße" hochschaukelt und zu einem Höhepunkt gelangt.
Achtet bei beiden Übungen darauf, daß ihr immer auf eigenen Beinen steht und euch nicht von anderen tragen laßt.

Gruppe – II

Beckenschwung

Ziel: Grounding, Becken, Nacken und Aggressionsabfuhr

Stellt euch im Kreis auf und legt die Arme über die Schultern des rechten und linken Nachbarn. Die Knie sollten leicht eingeknickt werden, damit die eigene Standfestigkeit erhöht wird. Schwingt nun mit immer größer werdenden Stößen das Becken und den Kopf alternierend nach vorn und wieder nach hinten, d.h. Kopf und Becken bewegen sich jeweils in entgegengesetzter Richtung.
Achtet darauf, daß ihr immer auf eigenen Beinen steht und ihr euch keine Unterstützung beim Nachbarn holt. Steigert das Tempo bis der Kreis auseinanderfällt.

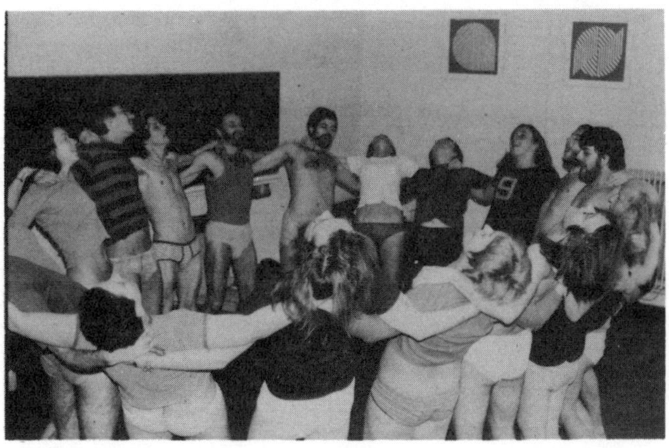

Beckenschwung

Variation

Ziel: Grounding, Becken und Brustkorb

Steht im Kreis, wie vorher beschrieben, und führt diesmal die gegenläufigen Bewegungen von Kopf und Becken im Zeitlupentempo durch. Verweilt in den Extrempositionen vorn und hinten immer länger bis die Anspannung zu stark wird.
Achtet darauf, wo sich euer Körper verspannt und vergeßt die Atmung nicht.

Gruppe III

Aggressionsabfuhr

Ziel: Aggressionsabbau, Entspannung

Bildet einen Innen- und einen Außenkreis, die sich beide gegenläufig bewegen, wobei die Gesichter zueinander gekehrt sind. Schneidet nun Fratzen und drückt eure gesamte Abscheu, die ihr voreinander zu spielen vermögt, durch Gesten und Laute aus. Steigert euch langsam zu einem Höhepunkt. Wechselt dann die Stimmung und steigert euch in eine imaginäre Wut. Schüttelt die Fäuste und droht eurem Gegenüber mit Gebärden der Wut. Steigert auch diesen Gefühlsausdruck in Intensität und Lautstärke.

Variation

Kriecht beim Grimassenschneiden auf allen Vieren und stellt euch vor, ein mächtiges Tier zu sein.

Gruppe IV

Kampf der Geschlechter

Ziel: Aggressionsabfuhr und Geschlechtsidentifikation

Frauen und Männer stehen sich in zwei Reihen, ca. 5 – 7 m voneinander entfernt, gegenüber. Eine der Parteien, sagen wir A, dreht der anderen den Rücken zu. Nun beginnen die Mitglieder von B unflätig über das andere Geschlecht herzuziehen. Nach ca. 2 Minuten werden die Fronten gewechselt, d.h. B dreht sich herum und muß nun seinerseits die Beschimpfungen über sich ergehen lassen. Nach mehrmaligem Wechsel können dann beide Geschlechtergruppen gleichzeitig sich ihre 'Liebenswürdigkeiten' ins Gesicht schleudern.

Variation

Männer und Frauen knien sich in zwei Reihen gegenüber, so daß sich, jeweils paarweise, Fingerspitzen und Köpfe fast berühren können. Nun beginnen die Frauen sich unter lautem „Hiii!"-rufen vornüber zu beugen, und zwar so weit sie können, während die Männer, auf Knien verbleibend, zurückweichen. Dann drängen die Männer ihrerseits unter lautem „Ha!" nach vorn und die Frauen weichen zurück.
Beginnt die Übung langsam aber kraftvoll, und steigert sowohl Lautstärke als auch Tempo der Aktion.

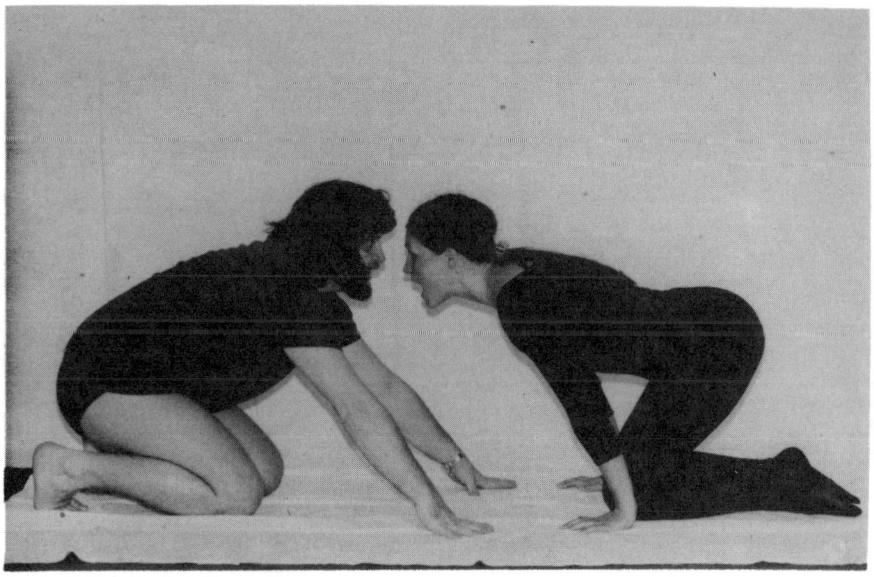

Kampf der Geschlechter

SUFIGYMNASTIK

I. Stehend

Kopfstand

Knie Dich auf den Boden, leg die Ellenbogen auf die Erde und verschränke die Hände ineinander, so daß Deine Arme einen rechten Winkel bilden. Drücke Deinen Kopf auf den Boden und benutze dabei Deine Hände als Stütze. Erhebe langsam Deinen Körper zu einem V und gehe dann in den Kopfstand. Die Knie bleiben dabei geschlossen. Verhalte an jedem Punkt solange, bis Du Dich ganz entspannt fühlst.
Variation: Um Nacken und Schulter zu stärken, versuche die gleiche Übung mit erhobenem Kopf durchzuführen. Stütze Dich dabei mit den Armen ab und zähle langsam bis 30.

Äpfelpflücken

Steh aufrecht, leg die Hände auf die Schultern, und schwinge bei leicht ausgestellten Füßen die Arme bis zum Boden und zurück. Geh dabei in die Knie. Atme in zwei Stößen schnell aus. Erheb Dich wieder und atme dabei 3 x ein. Geh dann auf die Zehenspitzen und streck Dich, als würdest du Äpfel pflücken. Halte dabei die Luft an. Wiederhole die Übung während Du wieder ausatmest.

ChaChas Kopf

Steh aufrecht, leg die eine Hand auf die Vorderseite der einen, die andere Hand auf die Rückseite der anderen Hüfte, lehn Dich erst nach hinten und dann zur Seite, atme dabei ein. Komm dann wieder hoch und atme dabei schnell aus. Beuge Dich nun nach vorn und wieder zur selben Seite und atme dabei ebenfalls wieder ein. Wechsle nach einigen Malen zur anderen Seite.

Fliegen

Stell Dich aufrecht hin und strecke die Arme gerade zur Seite aus. Neige Dich abwechselnd von einer Seite zur anderen.

Oberkörper Kreisen

Leg die Hände genau unterhalb der Brust auf die Rippen; drück die Schultern und die Ellenbogen dabei nach hinten. Führe mit der Brust eine Kreisbewegung aus, wobei Du darauf achtest, daß das Becken ruhig bleibt oder die entgegengesetzte Kreisbewegung vollzieht. Der Kopf folgt den Bewegungen des Oberkörpers.

In-die-Hände Klatschen

Hebe die Ellenbogen bis zu den Schultern und lege die Handflächen aufeinander, so daß die rechte Hand oben liegt. Führe erst langsam und dann schneller bei geschlossenen Händen eine Klatschbewegung aus. Wiederhole die Übung, diesmal mit der linken Hand oben.

Magenpumpe

Beuge Dich nach vorn und stütze Dich mit den Händen auf den Knien ab; geh dabei leicht in die Hocke. Das Kinn liegt auf der Brust. Entspanne Dich und atme dabei vollständig aus. Zieh nun den Bauch soweit wie möglich ein und streck ihn dann wieder heraus. Führe diese Pumpbewegung 10 x aus. Atme ein, während Du Dich wieder aufrichtest.

Axt

Leg die Hände ineinander und führe bei gestreckten Armen die Hände von links unten in einer Kreisbewegung nach rechts oben über den Kopf. Atme dabei ein. Die Abwärtsbewegung nach rechts unten erfolgt schnell und kraftvoll wie beim Holzhacken, wobei Du gleichzeitig ausatmest.

Kopfkreisen

Neige den Kopf nach vorn und führe dann mit dem Kopf eine Kreisbewegung aus. Atme ein, wenn Dein Kopf sich nach hinten neigt, atme aus, wenn der Kopf wieder nach vorn kommt.
Ändere die Richtung der Kreisbewegung mehrfach.

Nein-Sagen

Schüttle schnell Deinen Kopf, als ob Du „nein" sagen wolltest.

Kopfbeuge rückwärts

Laß beim Einatmen Deinen Kopf nach hinten fallen. Bleib, ohne daß Dir schwindlig wird, bei geschlossenen Augen so lange wie möglich in dieser Position. Atme aus, wenn Du Deinen Kopf wieder aufrichtest.

Halsstrecken

Atme ein und dreh gleichzeitig Deinen Kopf so weit nach links hinten, bis die Muskeln auf der rechten Seite des Halses voll gespannt sind. Laß dann den Kopf wieder nach vorne fallen und atme dabei schnell aus. Wiederhol die Übung zur rechten Seite.

Schulterkreisen

Halte die Hände geschlossen hinter Deinem Rücken, wobei die Arme locker herunterhängen. Führe mit beiden Schultern eine Kreisbewegung aus – nach vorne hoch bei gleichzeitigem Einatmen, nach hinten hinunter bei gleichzeitigem Ausatmen. Wechsle nach einiger Zeit die Richtung.

Schulterkreisen mit eingeknickten Knien

Wie Schulterkreisen, nur daß gleichzeitig mit den Schultern die Arme hinter dem Rücken die gleiche Kreisbewegung ausführen. Bei der Vorwärts/Abwärts-Bewegung der Schultern knickst Du leicht in den Knien ein, wobei Du einatmest, während Du bei der Rückwärts/Aufwärts-Bewegung ausatmest und dabei die Knie wieder durchdrückst.

Den Fingerspitzen-Folgen (Konzentration)

Strecke in Höhe des Gesichtes den rechten Arm so aus, daß er zur linken Schulter zeigt. Beginne nun eine ellipsenförmige Kreisbewegung mit dem rechten Arm, und folge dabei mit den Augen immer den Fingerspitzen. Atme ein, wenn Du deinen Arm nach oben über den Kopf bewegst. Versuche dabei, so weit wie möglich in die Knie zu gehen, so daß der Arm ganz nach hinten unten gedrückt wird. Atme aus, wenn Du den Arm wieder nach vorn unten bewegst.
Wiederhole die Übung mit dem anderen Arm.

Schwimmen (nur für Männer)

Vollführe mit den Armen eine windmühlenähnliche Bewegung (wie eine Kraulbewegung beim Schwimmen, nur mit geraden Ellenbogen): beginne erst langsam und steigere dann langsam das Tempo.

Schneiden
(nur für Männer)

Streck die Arme waagerecht nach vorn; die Hände liegen aneinander, die Handflächen zeigen nach unten. Schwenke Deine Arme abwechselnd nach links und nach rechts. Die Hände bleiben dabei aneinander. Werde langsam schneller und verstärke dabei Deine Bewegungen.

II. Auf dem Rücken liegend

Magen-Taillen-
Knick

Leg Dich auf den Rücken und hebe gleichzeitig Beine und Arme an, bis Deine Hände die Knie berühren. Senke die Arme und Beine wieder und beginne von neuem.

Schere

Rückenlage: heb die Beine an bis ungefähr 1/2 m über dem Boden. Führe mit den Beinen eine Scherenbewegung aus, wobei abwechselnd das rechte und das linke Bein oben liegen.

Anheben der
Beine

Rückenlage: heb die Beine ungefähr 1/2 m an, die Knie sind dabei durchgedrückt. Senke die Beine wieder und wiederhole die Übung mehrmals.

Fahrradfahren

Rückenlage: Heb die Beine an und beginne, eine fahrradähnliche Tretbewegung auszuführen.

Entgegengesetzte
Kreise

Rückenlage; heb die aneinanderliegenden gestreckten Beine an und führe mit den Beinen Kreisbewegungen aus, die gegenläufig sind. Ändere nach einiger Zeit die Richtungen.

III. Sitzend

Kleiner Vogel

Setz Dich mit angewinkelten Knien hin und leg die Fußsohlen aneinander. Halte mit den Händen die Fußspitzen fest und beweg die Knie auf und ab, wie Flügelschläge eines Vogels.

Rechter Winkel

Setz Dich gerade hin und streck Deine Beine aus, so daß sie zusammen einen Winkel von 90 Grad bilden. Heb die Arme gerade über den Kopf und neige Dich mit gestrecktem Oberkörper und Armen nach vorne, so daß Deine Hände die Fußspitzen berühren. Wiederhole diese Übung mehrmals von einem Fuß zum anderen.

Zwinkern (Blinzeln)
nur für Frauen

Setz Dich in die 90 Grad Position. Spanne und entspanne dabei die Vaginalmuskeln.

Vorbereitung
zum Lotus

Setz Dich auf und strecke ein Bein gerade aus, die Fußspitze zeigt nach oben. Das andere liegt in der halben Lotusposition auf dem Oberschenkel. Neige Deinen Oberkörper nach vorn und berühre mit den Händen die Fußspitze. Wiederhole die Übung, wobei Du das andere Bein ausstreckst.

Fuß-zu-Kopf-Spiel

Setz Dich mit angewinkelten Knien hin und leg die Fußsohlen aneinander. Greif mit dem rechten Arm unter Dein gestrecktes rechtes Bein. Führe Dein Bein erst hinter den Kopf, dann wieder nach vorn an Stirn, Nase und Mund. Wiederhole die Übung mit dem anderen Bein.

Lotus:

Setz Dich mit gekreuzten Beinen so hin, daß Deine Füße jeweils auf den Oberschenkeln liegen. Die Hände sind auf den Knien. (Entspannungsposition für Meditation)

IV. Rückgrat-Gymnastik

Null Position

Leg Dich flach auf den Bauch, der Kopf liegt auf den gekreuzten Händen (linke Hand oben). Atme tief und entspanne Dich.

Sphinx

Bauchlage: leg die Handflächen unter den Schultern flach auf die Erde. Das Kinn berührt den Boden. Heb die Beine an, bis sie mit den Knien einen Winkel von 90 Grad bilden. Heb nun die aneinanderliegenden Beine hoch und drücke dabei gleichzeitig Kopf und Schultern nach oben. Verharre in dieser Position.

Cobra:

Bauchlage. leg die Handflächen unter den Schultern flach auf den Boden. Stütz den Oberkörper so weit hoch, daß Kopf und Rückgrat einen Bogen bilden bis nur noch die Beckenknochen die Erde berühren. Verharre in dieser Position.

Kerze

Rückenlage; strecke die Beine gerade nach oben und drück Deinen Rücken mit den Händen hoch, wobei die Hände möglichst weit oben am Rücken liegen. Wenn Du nur noch auf den Schultern ruhst, vollführe mit den Beinen Bewegungen wie z.B. Schere, Radfahren, entgegengesetzte Kreise. Führe die Beine hinter den Kopf, so daß die Fußspitzen den Boden berühren. Verharre in dieser Lage. Leg jetzt die Knie neben die Ohren, um die Krümmung des Rückgrates zu verstärken. Streck die Beine wieder. Verharre in dieser Lage. Führe die Beine in die gerade Lage zurück, wobei Du Dein Rückgrat Wirbel für Wirbel abrollst.

Durchhängen

Stell Dich ungefähr 1/2 m vor einer Wand gerade hin. Greif nun nach irgendeinem Punkt oberhalb Deines Kopfes mit beiden Händen. Bieg Dein Rückgrat nach vorn durch bis Du ein Zittern verspürst. Verharre in dieser Stellung, wobei Du darauf achtest, Fußsohlen und Fersen fest am Boden zu halten.

Tau

Leg Dich mit angewinkelten geschlossenen Knien auf den Rücken. Stütz Dich mit den Handflächen unterhalb der Schultern auf dem Boden ab. Rolle Dein Rückgrat Wirbel für Wirbel auf, beginne beim Becken. Atme dabei ein. Verharre in der höchsten Position, halte die Luft an, und tritt mit jedem Fuß 3 x in die Luft. Rolle das Rückgrat ebenso langsam wieder ab und atme dabei aus.

Brücke

Leg Dich auf den Rücken und stell Deine Füße unterhalb Deines Hinterteils fest auf den Boden. Stütze Dich mit den Handflächen unterhalb der Schultern auf dem Boden ab. Komm mit Deinem Körper hoch, bis dieser nur noch von Händen und Füßen gestützt wird.

Atmen mit den Armen

Das Atmen mit den Armen kann, wann immer Du willst, auch zwischen den einzelnen Übungen, durchgeführt werden.

Im Stehen: Führe die vor Deinem Körper ineinanderliegenden Hände ganz langsam hinter den Kopf. Atme dabei ein, und spüre, wie die Luft Deine Arme trägt. Senke die Arme und atme dabei aus.

Im Liegen: Heb wie vorher Deine Hände, atme dabei ein; laß Deine Hände dann an der Kopfspitze auf dem Boden liegen. Atme wieder aus.

Du brauchst Dich nicht anzustrengen und kannst die Übungen in jeder beliebigen Reihenfolge ausführen. Hör auf, wenn Du nicht magst, zwing Dich zu nichts. Mach vor allem die Übungen nicht an Tagen, an denen Du zu erschöpft oder zu nervös bist.

Anmerkungen zur SUFI GYMNASTIK

Die Sufiübungen bieten in ihrer ganzen Breite, d.h. den ganzen Körper einbeziehend, für den streßbeladenen Zivilisationsmuffel eine praktikable Alternative zwischen fröhlicher Morgengymnastik und beschwerlichen Jogaexerzitien.
Oscar Ichazo, Begründer und Direktor des 1. Arica-Instituts in Chile, hat aus den alten orientalischen Methoden des Sufismus eine moderne Synthese entwickelt, die ein Wachsen des menschlichen Bewußtseins zum Ziel hat. Diese Körperübungen sind für ihn ein wichtiger Bestandteil auf dem Weg zur körperlichen Einheit.
Da einige Übungen zu komplex waren und ihre Übersetzung immer sinnverwirrender wurde, mußten wir sie weglassen, denn wir waren der Meinung, lieber etwas nicht, als falsch, anzuleiten. Sollten einige Anweisungen trotzdem immer noch unverständlich bleiben, so übergeht sie einfach. Vielleicht könnt ihr ja auch einen Trainer oder Gruppenleiter gewinnen, der euch die Übungen am eigenen Körper demonstriert.

DYNAMISCHE MEDITATION

Übersetzung aus: Bhagwan Shree Rajneesh,
The Silent Explosion,
Bombay, Anand Shila Publication, 1973

Meditationsexperiment

Dauer der Übung: 40 Minuten
Am besten morgens

1. Phase: 10 Minuten. Schnelles, tiefes Atmen

Steh mit geschlossenen Augen ganz entspannt. Beginne nun, so intensiv, so tief und so schnell wie möglich durch die Nase zu atmen. Atme volle 10 Minuten in dieser chaotischen Intensität weiter. Benutze 100% deiner Energie. Das tiefe, schnelle, starke Atmen bewirkt einen physiologischen Vorgang, der darin besteht, daß die Energie des Körpers durch die übergroße Sauerstoffzufuhr steigt. Der Körper beginnt zu vibrieren, der Geist wird offen und frei, du wirst ein Dynamo.

2. Phase: 10 Minuten. Bilde mit deinem Körper und deinen Gefühlen eine Einheit. Laß dich vollständig gehen

Das schnelle, tiefe Atmen wird automatisch weitergehen. Dabei werden Körper und Geist ebenfalls anfangen sich zu bewegen. Kontrolliere nicht die Reaktionen. Folge vollständig den Bewegungen deines Körpers. . . Sie werden viele Formen annehmen: unterdrücke sie nicht. Laß, was immer geschieht, auch geschehen. Springe, tanze, weine, schreie, lache, was immer du willst. Laß all den Irrsinn aus dir heraus. Drücke vollständig aus, was du fühlst. Der Körper wird seinen eigenen Bedürfnissen folgen; darum misch dich nicht in seine Bewegungen ein. Sei nur Zeuge des Vorgangs. Du wirst spüren, daß der Körper etwas Eigenständiges wird, losgelöst, ein Automat. Jetzt wirst du erfahren, daß du nicht der Körper bist.

3. Phase: 10 Minuten. Schrei Hoo-Hoo-Hoo-Hoo

Während das Chaos in dir weitergeht, beginne auf deine seelischen Zentren zu schlagen, indem du Hoo-Hoo-Hoo-Hoo schreist. Die durchdringende Hoo-Vibration wird den lebendigen Strom der aufgestauten Energie wecken und damit all die psychischen Nervenzentren stimulieren und aufladen. Die so entzündete Energie, die am unteren Ende des Rückgrates aufschießt, wird sich, dem Pfad der Kundalini folgend, aufwärts bis hin zu den Haarwurzeln ausbreiten. Nun wirst du ein offenes Energiefeld, deine Lebenskraft fließt nach oben und bringt das Bewußtsein zur höchsten Entfaltung seiner Energie.

4. Phase: 10 Minuten tiefster Entspannung. Keine Bewegung, nur Ruhe und Warten. Sei wie ein Toter. Löse dich vollkommen von deinem Geist und deinem Körper.

Der Körper ist in sich zusammengefallen. Alle Spannungen sind restlos verpufft. Setz dich oder leg dich hin. Aber entspanne dich nun vollständig und sei leer. Laß alles andere und bleib nur wie du bist. Dies ist der Augenblick des Nichtstuns, weder atmen noch bewegen. Nur Ruhe.
Du bist nun ein Vakuum, eine Leere, ein Kanal, der geöffnet ist für die göttliche Gnade. Sie fließt in dich ein, wenn du nicht bist. Du bist vollständiges Bewußtsein, totale Entspannung und Nichtstun. In diesen Augenblicken kommt die Meditation von selbst. Du darfst nichts tun, um zu meditieren. Die Meditation wird in dir blühen in dem Augenblick, da du deinen handlungsorientierten Geist einfach nur sich hingeben läßt. Das Ego folgt dem Handelnden. Du bist ins Zentrum vorgedrungen.

ANMERKUNGEN zur DYNAMISCHEN MEDITATION

Wir setzen schon seit längerem die Meditation nach Bhagwan in unserem Zentrum ein und haben sie als einen festen Bestandteil in unsere körperorientierten Therapietrainings mit eingebaut.
Wer allerdings diese Form einer Reise in das eigene Ich mit bekannten fernöstlichen Praktiken, wie z.B. Zen oder Joga gleichsetzen möchte, die durch Sammlung und Stille die innere Einkehr bewirken, wird enttäuscht werden. Die Amerikaner, schon immer mit einem Sinn für eine direkte Beschreibung gesegnet, tauften die Bhagwan- oder Hoomeditation kurzerhand „chaotic meditation"; und genau das kann sie sein – ein Abbild unseres chaotischen Innenlebens, mit allen irrationalen Widersprüchlichkeiten, die aus dem Unbewußten ins Bewußtsein rücken, um dann im Nachhinein körperlich, wie seelisch, verarbeitet zu werden.
Für die eigene Durchführung noch einige praktische Hilfen:

1) In der Gruppe steigt die Dynamik und Intensität
2) Augenbinden nehmen dem Neuling die Angst vorm Beobachtetwerden und zwingen zur Konzentration.
3) Die Räumlichkeiten sollten schallgedämpft sein oder separat liegen, da Lärm andere stört und euch hemmt . . .
4) Wir verwenden eine Musikkassette von Bhagwan Shree Rajneesh, die noch eine 5. Phase enthält. Ihre melodische Musik fordert direkt zum Tanzen auf.

(Wir haben die 50 Min. Kassette beidseitig auf eine 120er Kassette überspielt, so daß sie nicht mehr jedesmal zurückgespult zu werden braucht. Die Kassette ist für DM 12 erhältlich bei: Puruodaya Ashram, 8051 Margarethenried, Fongihof)

Bauplan für
Atemschemel

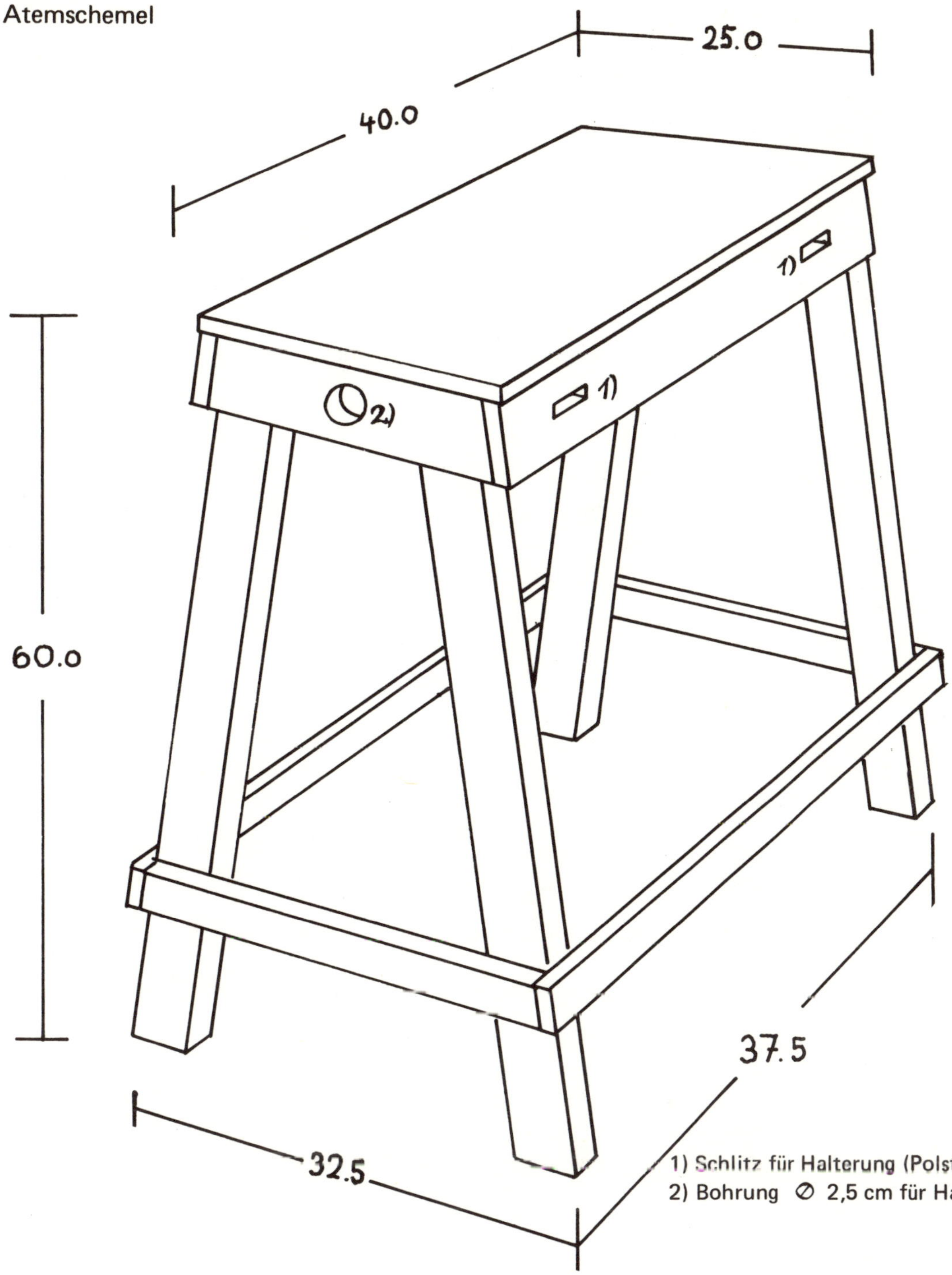

1) Schlitz für Halterung (Polsterung)
2) Bohrung ∅ 2,5 cm für Haltestange.

Materialliste

1 Platte 40 x 25 x 2 (Tischplatte o. Spanplatte)
4 Beine 58 x 5 x 3,2 (gehobelte Dachlatte)
2 Fries 37,5 x 8 x 2 (Brett)
2 Fries 21 x 8 x 2 (Brett)
2 Verstrebungen 35 x 3 x 2 Leiste
2 Verstrebungen 33,5 x 3 x 2 Leiste
1 Haltestange 70 cm (Besenstil)

Alle Teile werden verleimt und geschraubt.
Als Polsterung haben sich 2 zusammengerollte Decken bewährt, die mit 2 Gürtel gehalten werden.